MÃE,
ME ENSINA A CONVERSAR

DALVA TABACHI

MÃE, ME ENSINA A CONVERSAR

Lidando com o transtorno
do espectro autista com amor

Copyright © 2006 by Dalva Tabachi

Direitos desta edição reservados à
EDITORA ROCCO LTDA.
Rua Evaristo da Veiga, 65 – 11º andar
Passeio Corporate – Torre 1
20031-040 – Rio de Janeiro – RJ
Tel.: (21) 3525-2000 – Fax: (21) 3525-2001
rocco@rocco.com.br | www.rocco.com.br

Printed in Brazil/Impresso no Brasil

Preparação de originais:
Heliete Vaitsman
Pedro Karp Vasquez

Revisão técnica:
Fernanda Montanholi, neuropsicóloga

CIP-BRASIL. CATALOGAÇÃO NA PUBLICAÇÃO
SINDICATO NACIONAL DOS EDITORES DE LIVROS, RJ

T111m

   Tabachi, Dalva
      Mãe, me ensina a conversar : lidando com o transtorno do espectro autista com amor / Dalva Tabachi. - 1. ed. - Rio de Janeiro : Rocco, 2024.

   ISBN 978-65-5532-424-2
   ISBN 978-65-5595-250-6 (recurso eletrônico)

      1. Psicologia. 2. Crianças com transtorno do espectro autista. 3. Crianças autistas - Reabilitação. 4. Crianças autistas - Relações com a família. I. Título.

24-88556	CDD: 618.92891653
	CDU: 616.896-053.2

Meri Gleice Rodrigues de Souza - Bibliotecária - CRB-7/6439

O texto deste livro obedece às normas do Acordo Ortográfico da Língua Portuguesa.

Aos meus queridos filhos, três seres humanos admiráveis, cujo amor, compreensão e capacidade de superação de obstáculos vêm sendo fundamentais para que Ricardo, seu irmão mais velho, seja uma pessoa feliz e integrada à sociedade.

Ao meu marido, pelo apoio cotidiano à família.

Aos pais de crianças e jovens com comprometimentos físicos e mentais, que lutam arduamente, todos os dias de suas vidas, e em silêncio, para dar dignidade aos filhos.

Sumário

Agradecimentos	9
Introdução	11
Por que este livro?	13
Um vaso de porcelana finíssima	17
Aprendendo a duras penas	21
"Se ele não me chamasse pelo nome, diria que é autista"	25
Um mundo protegido contra ruídos	31
Música: ligando o gravador	35
De amor e carência entre irmãos	39
Ricardo dá seu primeiro beijo	43
Quando se planta e se rega, a resposta aparece	47
Discriminação na piscina, exclusão na sala de aula	53
Lendo e escrevendo: uma vitória inesperada	57
E a vida segue seu rumo	61
"Ricardo está falando, vamos escutá-lo!"	65
Bar Mitzvah, uma vitória de Ricardo, uma emoção para os pais	69

Dançando na festa de 15 anos	73
Caminhando sozinho: momentos de independência	79
"A Dalva saiu, ligue mais tarde"	83
Nadando no Flamengo	91
O que fazemos para melhorar?	97
"Me ensina a conversar?"	101
Desculpas por comer o bolo inteiro	107
Agora preciso soltá-lo mais	111
Ciclo da vida	115
O exemplo de Maria de Lourdes, minha mãe	119
Uma reflexão final	125

Agradecimentos

A trajetória relatada neste livro não teria sido possível sem o apoio, que agradeço, de vários profissionais ao longo de duas décadas, entre eles Dinah Yalom (psicanalista), Elizabete Padovani Alves (fonoaudióloga), Gilberto Ribeiro Ruliere (professor), Heros Vital Brazil (professor), Lenita Pereira Silveira (fisioterapeuta), Lucimar de Paula (técnica de natação), Vera Regina Xavier de Brito (professora) e a dra. Silvia Bento de Mello Miranda (neuropediatra).

Também agradeço às pessoas que, com carinho, foram fundamentais para mim e para minha família, de várias formas e em momentos diferentes, nesses anos de luta incessante contra a discriminação e pela inclusão de meu filho Ricardo na sociedade. "Seu" Venâncio, Margarete, colegas de natação do Clube de Regatas do Flamengo, Adriana, minhas irmãs Deise e Denise, Reginaldo: muito obrigada!

Sou grata ainda a todos os que contribuíram para que os originais se transformassem em livro, a começar por Carmencita Borges e Guedes de Freitas.

À jornalista Heliete Vaitsman, cuja leitura atenta conduziu ao resultado final, expresso meus sinceros agradecimentos. E, finalmente, mas não menos importante, agradeço de coração à equipe da editora Rocco, e especialmente à editora Vivian Wyler, que confiou em minha capacidade de transmitir aos leitores a experiência vivida.

Introdução

Atender Ricardo sempre foi, e ainda hoje é, um grande desafio e um grande aprendizado. Desde o começo, era difícil precisar um diagnóstico... "Autismo"?[1] Logo percebi que o trabalho com ele passaria longe de uma psicanálise nos moldes tradicionais. Foi e tem sido um trabalho criativo no qual tive que lançar mão de inúmeros recursos para acessar Ricardo, interagir com ele e ajudá-lo. No começo, eram sons — "Hummmm..." — repetições, autoflagelação, medos, insegurança etc. Hoje, Ricardo consegue utilizar sua linguagem claramente para expressar suas inquietações, angústias, dúvidas e prazeres.

A colaboração dos pais foi, sem sombra de dúvida, essencial para o sucesso do seu progresso analítico. Inicialmente, existia um "não saber o que fazer" com o filho: seria "normal" um dia? Com o tempo, passaram a interagir naturalmente, investir e investigar tudo o que pudesse ajudá-lo, contribuindo imensa e positivamente no seu crescimento.

---

[1] N. do E.: Atualmente, o termo utilizado é "Transtorno do Espectro Autista", que será usado ao longo do livro.

Ricardo está sempre surpreendendo a todos com sua perspicácia, seu bom humor e sua curiosidade.

Dinah Yalom
Psicanalista

Por que este livro?

Passados os primeiros momentos da revelação de um problema sério, a pessoa aprende a conviver com ele como se fosse algo natural. É preciso continuar vivendo, paralelamente à busca de uma solução: trabalhar, ter vida social, cuidar da família. Foi assim que aconteceu em relação a Ricardo, o mais velho dos meus quatro filhos, cujas dificuldades foram descobertas quando ele tinha cerca de 3 anos.

Nunca me conformei com rótulos para Ricardo, que percorreu um longo caminho até chegar a ser o que é hoje: um rapaz integrado, à sua maneira, ao mundo que o rodeia.

A criança que não se comunicava, o pré-adolescente comprometido, o adolescente arredio tornou-se um jovem que consegue conviver com os outros, curtindo seus amigos, sua família, sua música, sua prática de natação. Um jovem que sorri, conversa, trabalha e é querido por todos.

Acostumei-me aos poucos com o problema e me conscientizei da necessidade de lutar pela melhora de Ricardo. Conscientizei-me também de que a luta seria longa e muitas vezes penosa — e aprendi a não desanimar diante dos obstáculos.

Distantes estão os momentos em que eu tinha dúvidas permanentes sobre o futuro dele, em que uma questão me martelava a cabeça dia e noite: "Como será que tudo isso vai acabar?", me perguntava, nem sempre atinando com uma possível resposta.

Foi preciso muita tenacidade para superar momentos difíceis, pessoas preconceituosas e atitudes de exclusão em relação a Ricardo. A discriminação que tanto me marcou — na escolinha maternal, na piscina, em festas e até em aviões — já começa a fazer parte do passado.

Nada fiz obedecendo a teorias preestabelecidas. O que faço é colocar em prática, com meu filho, a atitude de estímulo e inclusão hoje considerada pelos especialistas como um direito de qualquer pessoa com deficiência.

Ricardo demorou a expressar-se de forma que todos entendessem. Demorou a dar um beijo, a olhar nos olhos, a nadar, a ler, a atender o telefone. Tudo em sua vida teve — e ainda tem — que lhe ser ensinado. Aprendeu muito lentamente, dando um passo demorado após o outro.

Quando, aos 5 anos e meio, Ricardo começou a articular palavras, que traduziam pensamentos (nem sempre muito claros), eu e meu marido saudamos esse "avanço" como uma vitória. Uma vitória, sim! Para quem durante muito tempo só emitira um interminável som sem nexo, as meias palavras ou frases pareciam um discurso completo.

O tempo provou que eu tinha razão em oferecer a Ricardo todos os estímulos possíveis para sua melhora. Provou também que o verbo desistir jamais deve constar do vocabulário de quem tem filhos com problemas. Qualquer que seja o diagnóstico médico, qualquer que seja o rótulo que uma escola dê a certas situações, quem está ali, sofrendo, é alguém que amamos e cuja felicidade desejamos.

Cada progresso, por menor que seja, leva a outros. Nada se faz num piscar de olhos. Não existem milagres. Ricardo jamais parou de aprender. Continua aprendendo — e toda a nossa família aprende junto com ele.

O aprendizado é permanente. Numa tarde de verão, encontrei na padaria uma mulher bonita e jovem, vestida de maneira moderna, acompanhada pelas duas filhas, das quais ela parecia ser irmã. Uma das meninas tinha síndrome de Down. As três estavam tão integradas que a cena me chamou a atenção. Conversavam, riam, agiam normalmente, como qualquer família. Nesse dia, percebi com clareza a importância de não esconder o filho diferente, ainda que os preconceitos alheios nos aflijam.

A caminhada exigiu paciência e perseverança dele, de mim, do pai, dos irmãos e de todos aqueles que se empenharam para que ele se comunicasse com o mundo. Muitas competências se uniram para tirar meu filho do mundo fechado em que ele vivia. Este livro mostra como a esperança nos permitiu chegar tão longe com Ricardo, e tem o objetivo de servir de estímulo e alento para quem enfrenta problemas similares. E também de contar a minha história, a história de uma mãe que lutou e chegou lá — ou *quase* chegou lá, porque quem é mãe sabe que o fim de uma etapa significa sempre o começo de outra etapa.

Um vaso de porcelana finíssima

Pedro e eu trabalhávamos juntos. Nessa convivência diária, construímos uma relação afetiva que evoluiu para o namoro e se tornou tão forte que o levou a querer unir-se a mim em definitivo. O pedido me deixou indecisa. Eu lutava pela independência financeira e ainda não me sentia segura para aceitar um compromisso tão sério como o casamento. Por outro lado, Pedro vivia uma fase especial na vida profissional. Estávamos, cada um a seu jeito, em um momento de decisão. Mas o afeto venceu a dúvida. Pedro me viu como uma companheira para toda a vida, alguém que, além de amor e filhos, lhe daria o apoio necessário para sua escalada profissional.

Juntos, batalhamos para progredir, enfrentando dificuldades e colhendo os frutos. Nasceu e fortaleceu-se uma confiança mútua indestrutível que se mantém até hoje. Penso que esse sentimento, gerado e solidificado no início do nosso relacionamento, deu-me as forças necessárias para chegar até aqui, vencendo todas as fases da minha história com Ricardo.

Engravidei um ano depois do casamento, mas não me sentia preparada para a maternidade. A gravidez me deixou um pouco confusa, com uma mistura de sensações. Além da incerteza, convivia com uma gravidez de risco. A qualquer sinal de sangramento que pudesse levar a uma possível perda do bebê, ficava em repouso absoluto. Foi um tempo de sustos. A passagem de cada mês era contada com ansiedade, até que, no dia 25 de abril de 1981, na Casa de Saúde São José, no Humaitá, nasceu Ricardo: o herói desta história!

O nascimento do nosso primogênito foi um momento de alegria e alívio. A expectativa da espera, cheia de incertezas, acabara... Foi um parto normal, sem dor. Percebi, de imediato, a nova situação da minha vida e constatei que não estava preparada para começá-la... Pensava: "Imagine! Eu, com um filho nos braços!..." Pensamento fugidio, pois do mesmo jeito que chegou foi embora. Ficou e cresceu o sentimento materno. Tudo tornou-se mais claro: a criança era perfeita e eu estava ali com um filho! Demorou um pouco para me sentir inteira de novo.

Com o passar dos meses, a pequena família seguia a vida normalmente. Desde o nascimento, Ricardo teve o atendimento de uma babá-enfermeira, capacitada para cuidar de recém-nascidos. Quando ele estava com um mês, voltei a trabalhar. Fui tranquila, acreditando que tudo corria bem, até porque a enfermeira não nos reportava nada que pudesse causar preocupação. Tudo parecia, de fato, não nos dar motivos para esquentar a cabeça. Ricardo estava sempre arrumado, cheiroso, bem alimentado; nada parecia fora do comum. Nem mesmo quando o ouvíamos chorando muito no quarto, na hora em que a babá o fazia dormir, achávamos que havia algum problema. Tínhamos a impressão de que, de modo geral, Ricardo era bem tratado. A exceção consistia na maneira de fazê-lo adormecer. Para mim, foi difícil aceitar o método, mas nem eu nem meu marido tínhamos experiência e condições para julgar o trabalho dela. Hoje, penso que seria muito bom se pudesse voltar no tempo: faria tudo diferente. Muitas vezes me culpei pela situação de Ricardo, mas agora sei que as dificuldades que ele apresentaria mais tarde não foram causadas por nós nem por ninguém.

Criança sabe tudo o que se passa à sua volta, ou, pelo menos, sente: se a mãe é uma pessoa forte, passa segurança para ela; se a mãe é fraca, passa insegurança. Diante de uma situação nova na vida, como a maternidade, qualquer pessoa fica insegura. Eu ficava mais ainda, porque, totalmente inexperiente e trabalhando fora o dia inteiro, quase não convivia com o meu filho. Hoje sei que faltou a Ricardo a presença necessária da mãe embalando a criança, dizendo coisas doces com sua voz materna, ele se acostumando comigo lhe falando ou cantando uma cantiga de ninar...

Essa minha falta de confiança e de autoridade era explicável: eu era, aos 33 anos, marinheira de primeira viagem. Nasci e cresci numa família de poucos recursos. Em casa, minha mãe cuidava sozinha de todas as tarefas domésticas.

Eu nem sequer lavava minha própria roupa. Nunca tivemos empregada. Era uma forma antiga de criar filhos. O resultado é que, quando me casei, era a inexperiência doméstica em pessoa.

Com o casamento, passei a ter conforto. Não precisava cuidar de todo o serviço doméstico, como minha mãe. Podia contratar uma enfermeira para cuidar do meu filho, assim como podia contratar uma empregada para cuidar da casa. Só não podia comprar experiência. Acho que foi esta a minha grande dificuldade naquela situação.

Experiência se adquire com vivência, mas também pode ser adquirida com teoria. Ao menos em parte. Para quem está começando uma família agora, eu diria que, antes do nascimento do primeiro filho, a mãe deve preparar-se para o pós-parto. Parir é fácil. A medicina tornou mais confortável e segura a missão de procriar e de preservar a raça humana. Quem tem recursos nem risco corre. No máximo, parir ainda pode ser doloroso, mas muito mais difícil é cuidar do pequeno ser que se colocou no mundo. É um vaso de porcelana finíssima, cuja fragilidade comove. Um esbarrão pode ser fatal.

Aprendendo a duras penas

Se eu pudesse voltar no tempo, leria muito sobre o ato de criar uma criança. Gerar, parir e cuidar de um bebê. O que fazer com o próprio corpo e, depois do nascimento da criança, com o desenvolvimento do bebê. Seus primeiros dias. Como adormece. Como acorda. Suas reações e as descobertas constantes de coisas novas. Como ele reage ao ouvir a voz da mãe, ao ouvir a voz do pai. O choro. O primeiro sorriso. O brinquedo preferido. Os primeiros passos. As primeiras palavras.

A mãe vai observando, registrando tudo, se puder ficar em tempo integral com o bebê, ou enquanto puder estar com ele... Nunca, em hipótese alguma, deixem seu filho inteiramente por conta de uma profissional. Mesmo a mais gabaritada. Pode-se até contratar uma, mas a mãe não pode deixar de supervisionar tudo o que envolve o filho. No início da vida, o carinho vem antes da técnica.

Em sua casa, manda você, sua maneira de ser e de agir, mesmo que não tenha conhecimento nem experiência na matéria. É preciso deixar isso bem claro na entrevista com a babá. Como deve embalar a criança, como falar com ela, como cantar para ela, como alimentá-la. Você a entende melhor do que ninguém. Por isso, você pode mudar o que quiser, quando quiser, como quiser. Basta sentir se é bom para a criança. O sentimento materno é sábio. E o afeto da mãe, insubstituível.

Ainda fiquei com a babá muito tempo. Mas, pouco antes do nascimento de Bernardo, meu terceiro filho, quando estávamos nos preparando para mudar de apartamento, disse a Pedro que eu não queria mais babá. Passaria a cuidar pessoalmente do novo bebê.

Definitivamente, a enfermeira era passado em nossa vida. Tinha sido substituída por uma jovem gentil e generosa, chamada Mazinha, que cuidava muito melhor de Ricardo. Mas, como acontecia com a anterior, Ricardo a preferia, rejeitando-me quando eu tentava ficar com ele. Rejeição que machucava profundamente, me entristecia muito.

Claro que uma criança se acostuma com um determinado tipo de atendimento e estranha quem só vê poucas vezes. A mãe sente quando a criança não a reconhece. Nesses casos, é importante tentar formas novas de se relacionar com ela, devendo se preparar melhor, além de pedir à profissional que cuida da criança que, não havendo por perto alguém da família, fale mais do pai, da mãe, palavras simples, de modo carinhoso.

A mãe deve conquistar o filho em seus primeiros anos de vida mais com o coração do que com os ensinamentos.

O tempo que passa com a criança deve ser de interação puramente emocional. Aprendi esta verdade a duras penas, movida pela determinação de mudar a história de vida de meu filho. Na minha inexperiência, eu pensava que não tinha por que me preocupar. Em casa, tudo corria bem. Pedro e eu dávamos duro o dia todo justamente para proporcionar à nossa família segurança, conforto e tranquilidade. Minha preocupação principal era ajudar meu marido no trabalho. Não havia mal nenhum em trabalhar. E isso, ah! Isso eu sei fazer muito bem! Sei e sempre soube. Sou mulher de muita coragem para dar conta do que me compete. Vou à luta e desempenho meu papel corretamente. Se erro aqui ou ali, acerto lá e acolá. Por isso, tenho certeza, sou corresponsável pelo êxito da família.

Portanto, se errei no início da vida familiar, foi por falta de conhecimento. Ricardo nasceu de mim, como os outros três filhos. Se foi vítima de minha inexperiência, foi também, inconscientemente, meu professor. Ensinou-me que a função de mãe é bem maior do que a de gerar uma criança. Um filho precisa do cheiro, do suor e até, se necessário, do sangue da mãe. Uma sucessão de sensações que transcende ao período da amamentação.

Após meu aprendizado com Ricardo, esforcei-me em ficar ao lado de meus filhos. Prioritariamente. Eles podiam contar a qualquer hora com minha ajuda, meu companheirismo, meu carinho. Em tudo. Na alimentação, nos estudos, no vestuário, nas mais cotidianas e pueris necessidades, materiais e emocionais.

"Se ele não me chamasse pelo nome, diria que é autista"

Ricardo exigiu muito mais atenção do que os outros filhos, tão logo percebemos que era uma criança especial. No primeiro ano de vida, não apresentou qualquer problema em seu desenvolvimento que revelasse algo "diferente". Uma hérnia, aos 3 meses, foi resolvida por uma pequena cirurgia, e logo tudo voltou ao normal.

Uma festa muito bonita comemorou seu primeiro aniversário. Aconteceu no térreo do prédio em que morávamos. E, como em qualquer festa de um ano, foi a oportunidade de os pais apresentarem o filho à sociedade. Pai e mãe programam tais festas para que a criança brinque, alegre-se, corra. É sua primeira festa! Mera ilusão. Para a criança de um ano a participação é nenhuma. Nessa tenra idade, ela só quer sossego. E não foi diferente com Ricardo.

Logo em seguida, engravidei novamente. Estava mais preparada para a segunda experiência. Família estruturada, negócios frutificando, nada havia para nos preocupar. Mas, se a vida corria muito bem, comecei a perceber um jeito estranho de Ricardo quanto à alimentação. Ele ingeria tudo em forma líquida; não conseguia mastigar nem morder — o que só aconteceria aos 4 anos. Até essa idade, se eu lhe dava um biscoito, ele lambia, não mordia.

Este e outros fatos foram me mostrando um jeito de ser especial de meu filho, principalmente quanto ao prazer da comida. Até hoje, aliás, tudo o que começa pela comida é muito agradável para ele.

Quanto a seu desenvolvimento motor, as descobertas, os novos sons, tudo era novidade para mim, de modo que eu não estranhava o fato de ele ser tão quieto. Minha amiga Vera, depois professora particular dele, lembra algo que lhe causava espanto: "Aos 8, 10 meses, Ricardo podia ficar duas horas sentado na mesma posição, brincando com um objeto, como se o resto do mundo não existisse."

Era meu primeiro filho, porém, e eu imaginava que algumas crianças eram assim mesmo, tranquilas, não falavam cedo e não tinham reações de desagrado. Ricardo aceitava muito bem as ordens, do *jeitinho* dele, sem grandes demonstrações de alegria ou de raiva. Sua maturidade própria permitiu que ele deixasse as fraldas no momento certo.

Há um fato que relembro, não como um sinal que o distinguisse de outras crianças, mas que me preocupou. Foi aos 2 anos e 7 meses, na festa de primeiro aniversário de Alan.

Alan nasceu em 20 de novembro de 1982. O crescimento da família trouxe-nos um novo sentido, pois já não nos concentrávamos tanto em Ricardo, embora ele necessitasse de

muita atenção. Pois bem, durante a festa do primeiro aniversário de Alan, Ricardo agarrou-se ao pescoço da enfermeira, chorando muito e escondendo o rosto no momento em que cantávamos o "Parabéns pra você!"...
Foi a primeira reação de desagrado dele que presenciei. Assustei-me um pouco. Por que esconder o rosto? O que o teria levado a agarrar-se à enfermeira? A partir daí, meu marido e eu passamos a observá-lo com mais atenção, tentando compreender suas reações. Queríamos entender melhor o que acontecia. Ricardo já nos acenava para alguma atitude diferente, intrigante, e passamos a olhá-lo com certa preocupação.

Sentimos que alguma coisa havia escapado à nossa observação. Então, passamos a ficar atentos aos seus movimentos.

Quando chegávamos do trabalho, o procurávamos para conversar e brincar. Nos fins de semana, o tempo para isso era maior. Podíamos observar as situações do dia a dia, a hora das refeições, o tempo livre para brincar, como ele reagia às nossas conversas e como interagia com o irmão mais novo.

Pedro repartiu comigo esta preocupação com Ricardo. Companheiro desde os primeiros momentos de vida em comum, sem a ajuda e o apoio de meu marido, não sei como lidaria com essa situação. Pedro sempre acreditou que Ricardo um dia seria independente e pensaria por si mesmo, seria feliz na companhia dos irmãos.

Irmãos que também foram parceiros nessa peça que o destino escreveu. Fomos protagonistas, mãe, pai e filhos, de um enredo de dor, alegria e esperança. Uma história em que o personagem principal requeria a atenção incondicional de todos à sua volta. E todos demos o melhor de nós para que ele vencesse os traumas e as angústias. Os irmãos ajudaram muito nesse processo. Sempre houve, por parte deles, calma, compreensão, genuíno amor fraterno em grandes doses.

Pedro ficava, no início, torcendo pelo progresso de Ricardo contra o transtorno. Acreditava na melhora, mas tinha dificuldade de lidar diretamente com a situação. Com o tempo, porém, também aprendeu a verificar por si mesmo as novidades e descobertas de seu primogênito, sua luta para sair da mordaça de um mundo fechado e comunicar-se com a realidade exterior. Antes, cada um dos passos da luta de Ricardo era relatado ao pai por mim e pelos irmãos.

Tudo que se relacionasse à família era discutido entre nós. Nossa união sempre foi muito franca e aberta. Cada um diz ao outro tudo o que o aflige; divide alegrias e também tristezas, reparte prazer e dor... Também o medo de que se repetisse o problema nos filhos seguintes levou-nos a aprofundar a conversa sobre Ricardo.

Essa cumplicidade dava-nos força para enfrentar qualquer dragão que se levantasse à nossa frente. O diálogo sempre foi nossa arma mais poderosa. É bom ter um companheiro leal e amigo para ajudar a derrotar os monstros que aparecem em nossa vida. Nós dois no mesmo barco.

Um dia, Pedro percebeu que Ricardo ficava repetindo a palavra bola. Naquela altura, com 3 anos, ele não falava quase nada. Nada que se entendesse bem. Parecia que falava para si próprio e não para as outras pessoas. Seu comportamento não correspondia ao das outras crianças da mesma idade. Mas, inexperientes, não percebíamos toda a dimensão da questão.

Nossa rotina de trabalho e o fato de Ricardo estar constantemente sob a supervisão da babá-enfermeira, que nada nos relatava sobre seu comportamento, adiaram a decisão de consultarmos um especialista. Restringíamo-nos à opinião do pediatra.

Colocamos Ricardo no jardim de infância. De início, pareceu-nos que ele tinha se adaptado. Ledo engano. Um dia a psicóloga da escola pediu para conversar comigo. Ela disse: "Seu filho tem um problema; se não me chamasse pelo nome, diria que ele é autista... Estou confusa, mas acho que vocês devem procurar ajuda adequada, porque alguma coisa está errada."[2]

Lembro-me bem de que não cheguei a me desesperar, pois nem sequer imaginava o que me esperava. Quando a realidade é muito dura, a pessoa tende a não aceitá-la. A verdade está à sua frente, mas você não a vê... Eu me sentia como uma cega, incapaz de enxergar situações que preferia que não existissem. Pensava muito no assunto. Pensava no assunto, aliás, o dia todo! Mas só pensava; não exteriorizava minhas preocupações. Muitas vezes, o medo de descobrir algo complicado com um filho nos faz sofrer em silêncio.

---

[2] N. do E.: Apesar de atualmente o transtorno do espectro autista não ser tratado como um problema, a edição manteve os termos para coerência da narrativa.

Um mundo protegido contra ruídos

Depois da entrevista com a psicóloga do jardim de infância, resolvi levar Ricardo à minha psicanalista. Contei-lhe mais sobre o menino, além do que já falara durante as nossas sessões: sua dificuldade motora, a falta de coordenação com objetos. A psicanalista deu a Ricardo um copo com água e pediu a ele que derramasse o líquido em outro copo. Ricardo passou no teste da psicanalista, que não hesitou no diagnóstico: "A coordenação motora dele é perfeita. Ricardo não apresenta qualquer problema."

Mais confusos ficamos, eu e meu marido. Se ele não tinha problemas de coordenação motora, então o que tinha? Por que não brincava com as outras crianças? Por que se mantinha tão quieto? E, assim, continuamos em busca de uma explicação para as atitudes diferentes do nosso filho. Queríamos ajudá-lo a se desenvolver. Afinal, um filho depende do que seus pais fazem por ele, antes que outra pessoa entre em seu caminho...

Procuramos o pediatra com a certeza de que ele nos diria tudo o que precisávamos saber, pois conhecia Ricardo desde o nascimento. Depois de examiná-lo, o médico confirmou que ele não apresentava nada de anormal em seu desenvolvimento físico. Contudo, recomendou-nos procurar uma psicanalista de sua inteira confiança para uma avaliação.

Na primeira consulta com essa psicanalista, eu e Pedro descrevemos tudo a respeito de Ricardo e falamos do desejo de entender o que acontecia com ele. Três sessões depois, ela pediu para ver o menino, pois queria fazer uma avaliação dele. Como resultado, orientou-nos a procurar uma psicanalista infantil para um diagnóstico mais aprofundado. E me pediu o seguinte: que, ao chegar em casa, batesse com força uma tampa de panela em outra perto de Ricardo para verificar a reação dele ao barulho.

Ao voltar para casa, fiz o que a psicanalista sugeriu. Bati com duas tampas de panela, e Ricardo nem sequer levantou a cabeça. Eu insisti — naquele dia e em muitos outros. Continuei por um bom tempo a bater com as tampas, para observar se meu filho teria alguma reação. Minha tristeza ao vê-lo assim inerte, sem qualquer reação, era enorme.

A consulta com essa psicanalista produziu um resultado direto: Pedro começou a fazer análise com ela, seguindo meu exemplo, pois eu, havia dois anos, já me analisava com outra profissional. E Ricardo passou a ser atendido pela psicanalista infantil por ela indicada.

Naquela época, eu trabalhava só à tarde e acompanhava o tratamento do meu filho. Ficava o tempo todo na sala de espera. Às vezes, Ricardo abria a porta para conferir se eu ainda me encontrava lá. Sentada ali, eu aproveitava para adiantar o serviço da empresa. Isso durou um ano e meio.

As tampas de panela tiveram, ao menos, um efeito prático. Pela primeira vez, enfrentei a enfermeira, que não escondia a desaprovação do método, e chegava mesmo a manifestar ódio toda vez que eu pegava as tampas. Não me importava. Afinal, precisava seguir o que a psicanalista sugerira e, dali em diante, só queria cuidar de meu filho e ajudá-lo a ter alegria, a conviver com tudo e com todas as pessoas do nosso cotidiano. Eu queria que ele fosse capaz, um dia, de ouvir o ruído das tampas de panelas...

Nunca deixei de me angustiar com a ideia de que, se o convívio, tanto meu quanto de Pedro, com Ricardo tivesse sido maior, os problemas seriam menores, porque teríamos percebido mais cedo seu comportamento diferente. Acreditava até que a preferência dele pela enfermeira era uma demonstração inconsciente de que se sentira rejeitado por mim no início. Pura imaginação minha. Dramatizava uma possível culpa devido à descoberta de um transtorno em meu filho. Na verdade, angústias e culpas em nada beneficiariam Ricardo. Deduções leigas, sem fundamento médico, também eram improdutivas. Nem resolviam o problema de Ricardo, nem aliviavam minha alma. A única atitude produtiva era, literalmente, a de arregaçar as mangas e usar todos os recursos de que dispunha, o esforço, o amor e a coragem de lutar para resgatá-lo para nós e conectá-lo com o mundo exterior.

A praticidade das ações foi muito mais eficaz que o sentimentalismo. Pouco a pouco, começamos a reverter o quadro. Lutávamos, Pedro e eu, lado a lado com Ricardo, para desamarrá-lo dos grilhões que o aprisionavam naquele labirinto.

Jamais esquecerei aquela conversa com a psicóloga do jardim de infância. Não posso definir o que senti quando soube que meu filho poderia apresentar TEA — Transtorno do Espectro Autista. Pressenti algo muito grave. O que aquilo significava? Uma palavra de significado totalmente desconhecido para mim! A pessoa com transtorno de espectro autista vive em um mundo próprio, explicaram-me. Apesar da definição simplista para essa terminologia, custou-me entender em sua totalidade uma realidade tão inimaginável quanto dolorosa. Mas, a partir de sua revelação, aos poucos a verdade foi se tornando cada vez mais clara. Eu precisava enfrentar a situação, mesmo sem entender nada a respeito. Para isso, foi importante o apoio profissional. Durante oito anos, Pedro e eu fizemos terapia de casal com uma psicanalista que trabalhava junto à de Ricardo. Com ela, conversávamos sobre tudo o que acontecia na família e éramos informados sobre o andamento do trabalho com Ricardo.

Música: ligando o gravador

Ricardo, que até os 3 anos não falara uma só palavra, já tinha quase 5 e ainda não se expressava verbalmente nem se comunicava com ninguém. Procuramos então a fonoaudióloga Elizabete Padovani Alves, que passou a atendê-lo duas ou três vezes por semana. Ela se mostrou uma pessoa especial, muito sensível, uma das dedicadas profissionais que o tiraram do isolamento de seu mundo particular. Tornou-se amiga da família e até hoje trabalha com ele, extrapolando os exercícios de voz.

O estímulo precoce da criança com deficiência é essencial, diz Bete, e a família não deve perder tempo. A tenacidade compensa, e a trajetória de Ricardo comprova que nada é para sempre. Estimulado, seu comprometimento aos poucos se atenuou. Pacientemente, Bete conversa com Ricardo sobre vários assuntos e mostra-lhe a vida exterior. Um aprendizado que já dura vinte anos!

Mas ninguém melhor do que a própria Bete para explicar como vem ensinando a Ricardo as vivências essenciais à sua integração:

Quando comecei a trabalhar com Ricardo, ele tinha as características do TEA. O comportamento dele era sempre o mesmo. Ao chegar, derrubava o que encontrava, o telefone, o abajur, sem olhar nada. Abria os armários e tirava tudo de dentro; jogava meus livros, documentos, os brinquedos, tudo ia para o chão! Quando ia embora, parecia que tinha havido uma guerra.

Depois de derrubar tudo, ia para um cantinho da sala e ali ficava, emitindo um som contínuo — ummmmmmmmmmmummmmmmmm m — umm mmm mmm m — um m mmm ummmmmmmmmm — ao mesmo tempo que balançava um brinquedo ou uma folha de papel, com o olhar vazio. Acho que ele queria testar o meu comportamento. Queria saber até que ponto eu ia me incomodar, gritar, brigar. Como a minha proposta, no início da terapia, era de total observação, eu me mantinha absolutamente neutra.

Tentei milhões de caminhos para conseguir uma comunicação qualquer com ele — visual, verbal ou gestual. Houve momentos de desesperança. Foi tudo muito difícil, porque ele era completamente ausente e rejeitava tudo: jogos, brinquedos, palavras. Eu podia dar o carrinho mais lindo que ele não se interessava.

O que fazer para trazê-lo ao mundo? Um dia, coloquei uma fita cassete com música infantil no gravador e, na hora em que liguei, Ricardo levantou os olhos. Então pensei: vou tentar fazer contato por meio da música. Passei várias sessões ligando e desligando o gravador, até que um dia, quando desliguei, ele levantou os olhos e disse uma única palavra: LIGA. Ele fala, pensei. Com a música, comecei a tirá-lo do isolamento.

Trabalhei primeiro sua atenção e concentração. No início, mostrava gravuras e ele só olhava enquanto eu falava os nomes dos objetos. Depois passei para fotos com ações, e noções de claro/escuro, alto/baixo. Aos poucos, ele foi aumentando o seu vocabulário.

A atenção e a concentração foram se desenvolvendo. Ricardo passou a utilizar os cinco sentidos: visão, audição, olfato, tato, paladar. Seu processo de fala se desenvolveu e amadureceu. Todo esse desenvolvimento foi lento, um bloco sendo cuidadosamente colocado após o outro.

Houve uma fase em que ele queria que eu acendesse uma vela para ele colocar a mão no fogo. Estava começando a sentir o tato, o toque diretamente em seu corpo.

Aos 7 anos e meio, Ricardo apagava as luzes da sala de estar do consultório e fechava a porta para ficar tudo escuro. Ele queria ficar no escuro, embora não dissesse isso. Aí eu sentava no sofá e ele dizia: "Canta." Então eu cantava músicas de roda e de ninar para ele.

Houve outra fase em que ele queria saber para onde iam as fezes. Toda vez que queria ir ao banheiro, não dizia nada, mas começava a pular de um pé para o outro, apertado. Quando ia evacuar, queria que eu ficasse perto dele, de mãos dadas. Sentia que uma parte sua estava indo embora e isso o perturbava.

Foi então que lhe expliquei o que são canos e para que servem. Mostrei-lhe o encanamento do prédio, expliquei como aquilo chega ao esgoto. Isso levou meses e meses... Eu tinha a impressão de que ele esperava chegar ao meu consultório para fazer suas necessidades.

Quando Ricardo já dominava tudo dentro do meu consultório, e aprendia muito bem o que eu lhe explicava, comecei a mostrar-lhe o mundo. Até hoje é assim. Meu consultório fica num nono andar e passei a percorrer o andar, ensinando tudo o que estava ao nosso redor. Daí ele passou a conhecer as pessoas do prédio e a interagir com elas. Descemos cada andar até ele conhecer o prédio inteiro. Chegamos à rua, ele apontando o ônibus, a padaria, o jornaleiro.

O aprendizado de Ricardo se deu, e ainda se dá, pela vivência. Ele teve que aprender a viver, a reconhecer as pessoas e os objetos que o rodeiam. Como é extremamente observador, pode acompanhar tudo depois de receber as informações corretas. Com isso, aos poucos vai aprendendo a dominar seus medos. Ele ainda diz "minha barriga está tremendo", para expressar algum temor, mas sua insegurança é cada vez menor.

De amor e carência entre irmãos

O cuidado redobrado com Ricardo provocou lacunas naturais na personalidade de Alan, que seguia sua trajetória de criança sem a mesma atenção que dispensávamos ao primogênito. Carências que só fomos descobrir tempos depois. Alan sofreu as consequências de crescer numa família que se ajustava a uma situação especial e difícil.

Alan foi um herói. Ele quase não dava trabalho, permitindo que Pedro e eu fizéssemos o que precisava ser feito: desvendar um mistério. Isso foi importante para o acompanhamento terapêutico de Ricardo e é o que digo a Alan, quando reclama do excesso de atenção ao irmão. Explico que a maior atenção era para quem mais dela precisava e fizemos isso por instinto, devido à nossa falta de experiência. Digo: "Filho, se não tivesse feito como fiz, hoje não seríamos felizes vendo seu irmão daquele jeito..."

Na verdade, estávamos os quatro, Pedro, Ricardo, Alan e eu, nos empenhando numa luta sagrada, mesmo que apenas nós, adultos, tivéssemos a consciência dessa disponibilidade de tempo, afeto e esforços para libertar Ricardo da escuridão.

Durante a trajetória de Ricardo, tomei todas as decisões acreditando, de coração, que elas ajudariam na sua melhora gradativa. Alan só alcançaria esta consciência muito mais tarde. No entanto, pensando bem, ele foi muito bem cuidado, mesmo eu entendendo, hoje, que uma criança requer 100% de atenção.

Alan era saudável, bonito e dinâmico. Tinha muita energia. Fazia piruetas com o corpo para chamar a nossa atenção... Aos 10 anos, começou a fazer terapia. Foi a melhor decisão que tomei, porque pude ajudá-lo a resolver suas dificuldades de lidar com a situação doméstica.

No entanto, jamais faltou amor entre os dois. Nem faltou amor dos dois mais jovens, Bernardo e Rodrigo, em relação a Ricardo. Os três representam uma parcela muito grande na vida de Ricardo. Afinal, mesmo obtendo atenção maior dos pais, ele precisava do auxílio dos irmãos. E estes foram de grande ajuda à medida que cresceram e entenderam, cada um a seu modo, o que acontecia com Ricardo. Nessa luta em tempo integral, auxiliaram os pais a quebrar preconceitos e a habituá-lo a conviver normalmente com as pessoas e a ser por elas bem recebido.

Mesmo que o começo de vida de Ricardo tenha sido diferente do que foi para Alan, Bernardo e Rodrigo, o que há, hoje em dia, é a satisfação de ver que sua maturidade se realiza graças aos muitos recursos e às pessoas que participaram, e ainda participam, desse crescimento. Pessoas que, como os três irmãos, deram muito de si para que Ricardo tivesse o estímulo e o afeto de que todo ser humano precisa para crescer.

Ricardo dá seu primeiro beijo

Tivemos nosso terceiro filho, Bernardo, em março de 1985, quando Ricardo estava prestes a completar 4 anos. Tínhamos uma vida quase normal. Normal, mas levando cada susto! Um dia, quando brincavam juntos, Ricardo e Alan entraram no berço de Bernardo, então com 6 meses. Imagine uma criança com botas ortopédicas, daquelas pesadas, pulando perto de um bebê!

Ah, essa fase de uso de botas ortopédicas foi um martírio para Ricardo. Ele dominava mal o próprio corpo. Por isso, um ano depois, preferimos deixá-lo com os pés um pouco tortos para livrá-lo do sofrimento.

O tempo encarregou-se de ir encaixando as coisas: a família crescia feliz e com alegria, o trabalho melhorava cada vez mais. Tudo estaria perfeito se não fossem as limitações de Ricardo. Ele continuava desplugado da realidade.

Com o crescimento de Bernardo, Alan ganhou um companheiro para brincar. Os dois faziam tudo para ter a companhia de Ricardo e o chamavam para as brincadeiras, sem entender que o irmão vivia "fora do ar". Ricardo não atendia aos chamados porque tinha o seu próprio mundo e nele se bastava.

Apesar de Alan e Bernardo praticamente arrastarem-o pelos braços, Ricardo continuava a brincar com o seu carrinho favorito pra lá e pra cá, emitindo um som que era uma espécie de longa pronúncia da palavra um, apenas interrompida e logo retomada com a respiração. Tipo ummmmmmmmmmmmm-mummmmmmmmm-ummmmmummmm-mmmmmm-m m m m m m u m m - m m m - m m m m m m m m m m m-mummmmmmmmmm. O som era a indicação de seu total desligamento do mundo externo. Um som que o acompanhou até os 18 anos, quando enfim, graças a Deus, desapareceu de sua vida.

Um dia, resolvi pedir-lhe um beijo. Ele encostou a boca no meu rosto, mas não emitiu o som de beijo. Não importa, para mim, foi um beijão! Custou muito tempo para que um beijo de Ricardo estalasse no meu rosto.

Beijo para ser beijo tem de estalar. Ficava contente só de sentir o roçar dos lábios de meu filho na minha face, mas sonhava com o dia em que ele me beijasse para valer. E esse dia chegou. Ele encostou a boca em meu rosto e me beijou com estalo: *slap*. Como foi bom, meu Deus! E, daí em diante, nunca mais parou de estalar. Ricardo, enfim, aprendeu a beijar.

Quando menor, Ricardo tinha sido mais agarrado à enfermeira e à babá do que a mim, o que me causava grande mal-estar. Por isso, quando a segunda babá deixou o emprego, aproveitei para me aproximar mais dele, até tomar conta do espaço que era meu por direito.

Nunca mais quis uma babá cuidando diretamente dos meus filhos, para evitar que se agarrassem a ela como aconteceu por duas vezes com Ricardo. Não queria mais dividi-los com estranhos...

O beijo foi uma demonstração de carinho que me encheu de satisfação e esperança. Mas a emoção era imperceptível em Ricardo. Jamais o vi chorando. A gente percebia que ele se irritava, por exemplo, a ponto de bater em outra pessoa. Até se mordia de raiva, ou dava com a cabeça na parede. Mas chorar, nunca. Isso me deixava nervosa, porque todas as pessoas desabafam com o choro.

Quando Ricardo fez 5 anos, organizei uma grande festa no playground do prédio. O que era para ser alegria foi motivo de muita tristeza para mim. Todos se divertiram, menos ele. A música tocava, o animador fazia brincadeiras, as crianças participavam, e Ricardo, lá no fundo do play, mantinha-se totalmente isolado. Sem dizer o que sentia, sem chorar. Dentro de um mundo só dele.

A cena me cortava o coração. Meu pai percebeu minha dor e tentou me consolar: "Filha, o Ricardo vai ficar bom."

Para lidar com o espectro autista, há necessidade de amor e paciência. A família precisa estar unida e acreditar que há saída. Nunca perdi a fé. Só comecei a vencer essa guerra contra a condição de Ricardo porque acreditei que a venceria. E porque investi pesado, buscando dar a ele tudo o que pudesse fazê-lo avançar: natação, caminhada, exercícios para postura, fonoaudiologia, aulas particulares, saídas para passeios e restaurantes, viagens.

Ricardo jamais tomou um remédio. A psicanálise foi seu tratamento desde o início. Juntamente com o trabalho de profissionais de várias áreas e o afeto familiar, ela possibilitou sua gradativa interação conosco. É infinita minha gratidão à excelente psicanalista Dinah Yalom, que começou a tratá-lo aos 3 anos e permanece com ele até hoje.

Quando se planta e se rega, a resposta aparece

Fiz tudo para Ricardo ficar bom. É triste ver pais que não investem no tratamento de um filho, pais que podem pagar bons profissionais e não o fazem. Pois eu digo: tenham esperança, o resultado acaba vindo, por mais que custe a chegar. E custa tanto a chegar que às vezes eu achava que a situação estagnara. "Demora mesmo. Tenha paciência, ele vai melhorar", dizia Pedro. Benditas palavras! O pessimismo ia embora e eu recobrava a fé. Afinal, esse era o meu grande objetivo e havia de alcançá-lo.

Quanto mais precoce o estimulo à criança com deficiência, melhor. Sem apoio, Ricardo não seria quem é hoje. Quando olho para trás, vejo que tivemos quase sempre um batalhão de profissionais a serviço dele. Parecia uma empresa, em que todos trabalhávamos para que o investimento desse certo. Quanta gente girava em torno de meu filho, buscando seu bem!

A dedicação e a solidariedade costumam ser uma via de mão dupla, em que o aprendizado é mútuo. Segundo o professor de educação física Gilberto Ribeiro Ruliere, os 15 anos em que deu aulas de natação a Ricardo, duas vezes por semana, foram "uma escola de vida", uma prova de que não se deve desanimar diante de um terreno aparentemente estéril.

A perseverança rendeu frutos, conta Gilberto:

> Quando se planta e se rega, a resposta aparece. Conheci Ricardo quando ele tinha 3 anos e um enorme medo da água.
> Seu aprendizado foi lento. Ele demorou a ganhar confiança. Primeiro aprendeu a brincar na escadinha da piscina, depois passou a entrar na água deitado no meu braço. Nos primeiros anos, embora já brincasse, não externava qualquer reação quando eu conversava com ele. Eu falava e não obtinha qualquer resposta.
> Com o tempo, ele passou a dar retorno e descobriu a alegria de estar na água. Levei um ano e meio praticando a respiração da natação com ele, até que Ricardo fez bolinhas pelo nariz.
> O desenvolvimento dele foi acima do que eu esperava. Quanto mais ele respondia bem ao que lhe era ensinado, mais eu sentia que valia a pena investir nele. Dalva não deixava o Ricardo ficar parado, e ele continuava a fazer aulas mesmo no inverno. Ele não tinha condições de acompanhar a rotina de um grupo e era muito medroso. Tinha medo de tudo, até de uma bola que viesse em sua direção.

Aos poucos, porém, seu equilíbrio e sua confiança cresceram, e ele aprendeu a nadar crawl, peito, borboleta e costas. Quando o levei à praia, reagiu bem ao mar, demonstrando autocontrole.

Hoje, Ricardo se relaciona muito bem com os outros. Tem expressão pessoal e facilidade de relacionamento. É um carismático nato, uma pessoa cativante que se aproxima de forma agradável e suave de todos.

A diretora da última escola de Ricardo me disse que nunca viu um aluno tão estimulado. Com frequência contratei novos profissionais para se somarem aos que já trabalhavam com ele. Aliás, continuo a buscar atividades que auxiliem seu desenvolvimento e continuarei a fazê-lo.

Entre os 8 e os 11 anos de Ricardo, acresci à lista de profissionais um jovem animador de festas infantis, Tony. Ao final de uma festa de aniversário, Tony manifestou interesse em trabalhar com Ricardo, que se aproximara dele de maneira confiante. A novidade tocou a mim e a meu marido profundamente. Ricardo, com exceção das babás, jamais se ligava a alguém, e o animador conseguira cativá-lo.

Contratamos Tony e ele desenvolveu um trabalho usando a música. Tocava violão e cantava. Com o tempo, Ricardo começou a sair com ele para a rua: iam à praça, à casa da mãe de Tony ou iam a uma roda de capoeira na qual Tony jogava.

A relação de Ricardo com a música, aliás, só fez crescer desde aquela época. Ele conhece todos os tipos de música popular, adora ouvir rádio, é capaz de reconhecer cantores e cantoras dos quais a maioria das pessoas nunca ouviu falar e passa as tardes de domingo entretido com sua coleção de CDs.

Heros Vital Brazil, que há dois anos lhe dá aulas de violão, diz que ele é afinadíssimo. Com criatividade, Heros adapta as cifras para que Ricardo as entenda e aplica um método em que não há cobrança de resultados imediatos. A evolução foi tamanha que Ricardo já toca de cor várias músicas e aprendeu a gostar de jazz e música clássica.

O relacionamento professor-aluno é excelente, como conta Heros:

> Ricardo tem musicalidade inata e é incapaz de sair do tom. Leva as aulas a sério e está apurando o ouvido. No começo gostava de músicas românticas, coisas mais simples. Eu sempre lhe levo CDs e agora ele pediu um CD de Milton Nascimento de presente. Gosta de tudo o que eu sugiro.
>
> Estabelecemos uma ótima interação, viramos amigos. Ricardo é muito espontâneo e de uma pureza encantadora. Conversa muito comigo, me conta o que fez no fim de semana. É um prazer trabalhar com ele.

É muito fácil trabalhar com Ricardo. Ele ajuda os profissionais, faz tudo o que lhe pedem. Quando acontece de um deles faltar, fica aborrecido, pergunta o que houve. Isso é positivo: sempre torci para que ele se expressasse, com raiva ou com alegria. Agora, a meu pedido, os profissionais telefonam para Ricardo quando, por algum motivo, precisam faltar, para que ele entenda que imprevistos acontecem com as pessoas.

Como esquecer a participação de "seu" Venâncio, misto de motorista e fiel amigo, na vida de Ricardo?! Ele ficou conosco uns 15 anos, cuidando de Ricardo, Alan, Bernardo e Rodrigo. Dirigia para a família e participava da maratona que era levar Ricardo aonde quer que precisasse. A partir de um certo ponto, eu já não precisava mais acompanhá-lo ao consultório da psicanalista. Ele ia a pé com "seu" Venâncio e ficava sozinho com ela.

Ao sair com o menino, "seu" Venâncio segurava firme as mãos dele, como se fosse uma joia rara. Quanto cuidado e atenção! Predicados muito importantes porque o perigo era real. Não se podia deixá-lo solto, porque Ricardo corria sem olhar os carros que passavam. Houve um dia em que me distraí e ele atravessou a via. Por sorte, nenhum carro trafegava naquele momento. Ricardo vivia no seu "mundo".

Discriminação na piscina, exclusão na sala de aula

Ah, jamais vou esquecer as primeiras aulas de natação de Ricardo! Na hora de entrar na água, como ele gritava! Seu medo, um medo imenso, só seria superado aos poucos, graças à paciência do professor Gilberto.

Rapidamente, quando Ricardo se aproximava, algumas pessoas tiravam os filhos de perto, sem cerimônia, ou o olhavam de maneira estranha, incomodadas. Uma vez, uma mulher chegou às raias da grosseria. Dentro da água, Ricardo pegou o brinquedo de uma menina, algo que crianças habitualmente fazem em piscinas ou em parquinhos. A mãe não pediu educadamente, mas me deu uma ordem: "Dalva, quer pegar o brinquedo da minha filha?" Era como se o garoto tivesse cometido uma falta grave.

A rejeição me deixava muito triste. "Ih, lá vem aquela mulher com aquele maluco", foi uma das frases que ouvi ao me aproximar da piscina com Ricardo. Pesava sobre mim, ao refletir sobre a reação das pessoas à maneira de ser de Ricardo, um profundo sentimento de dor. Meu consolo eram as palavras de Pedro:

"Não me incomodo com o que as pessoas sentem ou pensam. Ele vai ficar bem." Tamanha convicção, que ouvi numerosas vezes, me reanimava quando aconteciam incidentes como o da bicicleta no calçadão.

Aos 10 ou 11 anos, Ricardo, que tinha acabado de aprender a andar de bicicleta, atropelou uma moça que caminhava ali. Foi só um esbarrão e a moça nada sofreu, mas caiu no chão e ficou nervosa. Começou a gritar com ele. O namorado, ao seu lado, também se exaltou.

Eu vinha caminhando um pouco atrás e fiquei arrepiada. Aproximei-me depressa e apressei-me a explicar ao casal sobre as particularidades características de Ricardo. Isso parece ter irritado ainda mais a moça; e o namorado chegou a chamar Ricardo de animal. Foi duro ouvir meu filho ser destratado dessa maneira. Nunca mais encontrei o casal, mas não esqueci o episódio. Minha vingança é que o "animal" cresceu e se tornou um rapaz educado, que venceu suas principais dificuldades.

A discriminação chegou a um nível insuportável na escola maternal. A direção pediu-me que mandasse uma babá para ficar exclusivamente com ele na sala de aula. Quando a professora entrava, a babá, por ordem dela, saía com Ricardo para o pátio para "assim não atrapalhar as outras crianças", como dizia.

Não contente com este tipo de tratamento, a diretoria da escola acabou me pedindo para tirá-lo de lá, alegando não ter "espaço" para o menino. Que coisa revoltante! Imaginem uma criança tendo de sair da sala "para não atrapalhar", como dizia a professora! Não pode haver humilhação maior, para os pais e a criança, do que a discriminação declarada, sem qualquer sutileza.

Foi uma luta conseguir outra escola. Tirei também Alan daquele colégio nada inclusivo. Matriculei ambos na Ninho, uma escolinha no Jardim Botânico, onde fui muito bem recebida. Ricardo corria livre pela escola e não era importunado. Até porque não se ligava absolutamente em nada. Ou desenhava, bem quieto, ou pegava um carrinho e ficava horas de um lado para o outro, movimentando o brinquedo, com a cabeça baixa.

Por volta dos 5 anos, Ricardo adorava brincar com o seu carrinho preferido. Na escolinha e em casa. Enquanto empurrava o brinquedo pra lá e pra cá, emitia o som de um carro em movimento. Totalmente absorto. "No mundo da lua", como as pessoas costumam dizer de alguém que se desliga da realidade próxima...

Um relatório da escola, quando Ricardo tinha 6 anos, confirmou sua dispersão, sua impossibilidade de se comunicar e de se adaptar às rotinas que outras crianças aceitavam bem. "Ele não se interessa por nenhuma atividade a não ser o desenho. Gosta de desenhar o rosto dos amigos e da professora, falando tudo o que há nele, como nariz, boca, olho, cabelo", informava o relatório.

Encontrei muita discriminação ao longo da minha vida com Ricardo. Numa viagem de avião, Ricardo fez um barulho muito grande. Escutei uma pessoa gritar: "Manda este garoto descer." O avião já estava no ar! Minha irmã viu quem gritou, foi até lá e disse: "Meu senhor, cuidado que você pode ter um filho assim. Não faça isto, não."

Muitas vezes, emocionada com situações como essa, eu me deprimia. Chorava quando conversava sobre o problema de Ricardo. Cada pessoa dava uma opinião diferente. Os palpites também vinham sem que pedíssemos, nos deixando confusos e inseguros. Para ajudar, poucas pessoas apareciam, mas não faltavam palpiteiros.

O que me indignava mesmo era o preconceito. Imagine uma família desfrutando as delícias de uma praia, como aconteceu conosco em Angra dos Reis, e de repente uma criança, já crescida, empurra alguém que está sentado numa cadeira. Em horas assim, eu pensava: "Puxa vida, o que é que eu fiz para ter um filho com essas questões? O que será que deu errado?"

Mas meu marido repetia, incansavelmente: "Não quero saber o que as pessoas pensam. Ele vai ficar bom." Sempre que ouvia a frase, recuperava a certeza de que sairíamos daquela tristeza. Tristeza só por uns momentos, porque procurávamos levar a vida da melhor maneira possível.

Lendo e escrevendo:
uma vitória inesperada

Vários profissionais que contratamos continuam a trabalhar com Ricardo. É o caso de Vera Regina Xavier de Brito, que lhe dá aulas duas vezes por semana, com amor, dedicação e eficiência. Minha amiga desde a adolescência, Vera entrou na vida dele quando passou a vir à nossa casa para dar aulas de reforço a Alan, então na terceira série.

Pedi que Vera também "desse aulas" a Ricardo, brincando de escolinha com ele. "Faça uma horinha com ele... para agradá-lo. Rabisque, faça desenhos, sei lá, qualquer coisa, só para deixá-lo contente", disse eu. Estaria satisfeita mesmo que ele só riscasse traços, rabiscasse, fizesse bolinhas... Mas meu filho, que já vinha se beneficiando com outras terapias e atividades, surpreendeu a todos nós com um voo inesperado.

Vera conta um pouco de sua experiência com Ricardo:

> Em 1990, aposentei-me, depois de 25 anos de trabalho em classes de alfabetização do município do Rio de Janeiro. Quando comecei a dar aulas a Ricardo, ele tinha

11 anos, mas não rabiscava nada nem fazia bolinhas. Contudo, sua memória visual e auditiva já estava bem amadurecida.

Depois que Ricardo dominou o mecanismo da leitura e da escrita, começou a escrever as primeiras letras e palavras. Ele deixava que eu pegasse em sua mão para ajudá-lo, pois assim se sentia seguro. Mais tarde, passou a escrever também frases e textos. E não quis mais ter a mão guiada por mim, tamanha era a sua vontade de aprender a escrever sozinho.

Ricardo se concentrava nas aulas com entusiasmo, e nunca me senti tão gratificada em toda a minha carreira. Acreditei nele e ele não me desapontou. Um dia comentei com seu pai que, logo, logo, ele estaria lendo e escrevendo, e recebi de volta uma cara de espanto. É...??? Ricardo foi em frente, sempre com muito interesse. Mais tarde, entramos em outra fase. Como ele lia mecanicamente, sem interpretar os textos, parti para um exaustivo trabalho oral, semelhante ao que se faz em cursos de línguas. Depois, pedia que ele escrevesse sobre os fatos. Até hoje faço isso.

O menino que conheci quando ainda vivia "no espaço" não existe mais. Em seu lugar, renasceu um outro Ricardo: inteligente, muito sensível, alegre, feliz, meigo, responsável, disciplinado, incapaz de magoar alguém, espirituoso, divertido, esperto. Trabalhar com ele é uma alegria. Todos os que o conhecem se apaixonam por ele. Sua alegria, força de vontade e perseverança fizeram dele um guerreiro vitorioso — um espírito iluminado.

Acredito que ele já superou 98% das suas dificuldades e os 2% restantes com certeza se dissiparão ao longo do seu amadurecimento, porque Dalva é incansável na luta para reverter essa situação, com carinho, paciência, muito amor e otimismo. É uma grande guerreira da qual Ricardo herdou as qualidades e cuja amizade me orgulho de compartilhar.

Quanto progresso! Hoje, Ricardo já consegue ler parte da legenda em filmes estrangeiros. Não entende tudo, mas se esforça. Concentra-se melhor ao ver filmes em português e acompanha séries de TV, conhecendo alguns atores e atrizes. Vera está ensinando Ricardo a contar dinheiro, mas isso lhe é difícil e, às vezes, ele diz a ela: "Minha barriga está tremendo, tenho que falar com minha psicanalista o porquê desse meu nervoso." Ou seja, reconhece o que sente, e o expressa muito bem.

E a vida segue seu rumo

Ricardo não conseguiu verbalizar sentimentos nem ideias antes dos 7 anos. Precisávamos adivinhar o que ele sentia. Pensávamos: "Quando será que vai perguntar: Por quê?" Se fizesse essa pergunta, era sinal de que estava entendendo o que se passava com ele. Meu marido me dizia: "Ele tem que perguntar por quê."

Na escola, embora ele não fizesse as perguntas que sonhávamos ouvir, começaram a surgir algumas reações. Guardo o relatório da professora: "Ricardo explica os porquês, por exemplo: não pode atravessar a rua, porque o carro pega; não pode tirar o sapato, porque machuca o pé; se subir no carro, você cai e se machuca."

Ele até podia dar essas explicações, porém continuava arredio e se sentia ameaçado pela realidade. Não conseguia fazer contato com os colegas nem enfrentá-los se fosse molestado. "Quando está realizando alguma atividade, o incomoda muito uma atitude mais 'barulhenta' dos colegas. Isso o desorganiza bastante, chegando às vezes a ficar violento", informava a professora.

Muitas vezes, Ricardo chegava em casa e continuava a brincar com o carrinho pra lá e pra cá, totalmente alheio ao que se passava à sua volta. Quando não estava com o carrinho, levantava-se e começava a pular, mordendo o dedo polegar o tempo todo, tanto que acabou provocando uma ferida que jamais cicatrizava, porque ele nunca parava de morder o dedo — assim como não parava de pular.

Apesar do apoio permanente da psicanalista e da fonoaudióloga, Ricardo avançava devagar. Seu isolamento continuava a me dar uma sensação de impotência. "Como vou fazer para este garoto sair disso?" — eu me indagava e buscava explicações gabaritadas, fazendo a pergunta aos profissionais que atendiam Ricardo. Saía desanimada das conversas e repetia a pergunta a Pedro. A resposta era sempre a mesma: "Ele vai melhorar. Calma, porque ele vai melhorar."

Se, na maioria das vezes, esta resposta me reanimava, houve ocasiões em que tive raiva da tranquilidade do meu marido. Com o tempo, acostumei-me com a situação. Alan e Bernardo também precisavam de espaço e de atenção, tinham suas próprias vidas para levar. Além disso, com altos e baixos, minha vida também tinha de seguir seu rumo. Passados os primeiros momentos da revelação de um problema sério, é preciso continuar vivendo paralelamente à luta por uma solução. A luta é árdua, mas quem foge dela não terá depois o prazer da vitória.

Eu costumava viajar a trabalho três vezes ao ano. Também fazia viagens de lazer, deixando os meninos aos cuidados de alguém de confiança. E, mesmo com a grande luta que travava, gostava de me divertir. Saía para jantar fora e tomar umas cervejinhas nos fins de semana com meu marido ou com amigos. Eram momentos de desligamento temporário do cotidiano.

Um pouquinho aqui, outro tantinho ali, Ricardo fez progressos. Pouco a pouco, como alguém que só é capaz de dar um pequeno passo de cada vez, descobriu o mundo exterior. Aos 7 anos, ele já falava! É verdade que, no início, dizia coisas desconexas, mas, pelo menos, aprendeu a pedir comida e outras necessidades básicas. Era uma linguagem tão estranha que parecia outro idioma e eu tinha de traduzi-la.

Com tudo o que estava acontecendo, eu crescia como pessoa, aprendendo a aceitar as diferenças existentes entre os meus filhos. Cada um tem uma característica e se expressa de um modo. E todos são meus filhos.

Foi nessa época que decidimos comprar uma casa em Teresópolis com muito espaço para os meninos correrem. Era cercada por um muro, alto na frente e baixo nos fundos, que aumentamos por medida de segurança, porque ali perto havia um riacho.

Passávamos as manhãs na piscina do condomínio. Colocava boia e sunga da mesma cor nos três meninos para não perdê-los de vista. Aliás, usava a mesma tática quando saía pela cidade, vestindo-os com roupas iguais ou da mesma cor para localizá-los mais facilmente.

Íamos para Teresópolis todos os fins de semana e feriados. Ricardo ia calado e voltava mudo. Não participava das conversas dos irmãos durante a viagem. Alheio ao que se passava ao seu lado, observava o céu e a paisagem sinuosa das montanhas. Enquanto isso, a bagunça ao seu lado era enorme! Os irmãos faziam algazarra, o "couro comia" dentro do carro, mas ele se mantinha totalmente indiferente.

Não era por falta de insistência que não participava. Alan e Bernardo, quando pequenos, sempre puxavam Ricardo para brincar. Mais tarde, passaram a levá-lo para comer em restaurantes e agora já o levam para algumas saídas noturnas. Isso foi muito importante: Ricardo, que adora música e adora dançar, aproveita bastante esses momentos entre outros jovens de sua idade. Ambos jamais o discriminaram nem tiveram vergonha dele. Ao contrário, sempre lhe deram a maior força. Até hoje vão com ele à praia: Ricardo se diverte como criança rolando na areia.

"Ricardo está falando, vamos escutá-lo!"

Um dia, quando Ricardo tinha 7 anos, Alan, 5 e Bernardo, 3, saí com Pedro para tomar cerveja e conversar sobre a ideia de ter mais um filho. Não foi uma decisão precipitada. Falamos sobre isso outras vezes e levamos algum tempo até concretizar a ideia. Durante a gravidez de Rodrigo, fiquei preocupada com a possibilidade de se repetir o caso do primogênito, embora já tivesse dado à luz dois outros filhos sem o TEA.

Era nosso último filho, o fim do meu ciclo de reprodução. Eu já não era tão jovem. Fiz todos os exames, cumpri à risca os cuidados pré-natais e, graças a Deus, Rodrigo aportou neste mundo com saúde nota mil no dia 1º de outubro de 1989. A raspa do tacho era de excelente qualidade. Um broto viçoso e rijo nasceu de terra ainda bastante fértil.

O caçula foi recebido com entusiasmo na nossa chegada da maternidade. Como foi bonito! Até Ricardo, à sua maneira meio distante, se achegou a nós, incentivado pelos irmãos, participando da recepção festiva a Rodrigo. Foi uma bagunça só, eu cuidando do caçulinha e os três irmãos em volta festejando.

Desde então, minha vida mudou por completo. Quatro meninos para cuidar! Uma família grande dá muito trabalho, mas também multiplica as doses de amor e carinho. Por isso, estava feliz. Podia botar um ponto final na minha função reprodutiva.

Quando Ricardo chegou aos 8 anos, tinha conseguido algum desenvolvimento, fazia descobertas. Não vou negar, porém, que, às vezes, eu continuava em dúvida sobre o futuro dele: "Como será que tudo isso vai acabar?" Logo, no entanto, me reanimava, pois havia novidades. Estabelecíamos comunicação com Ricardo. Precária, é verdade, mas suficiente para nos entendermos, seja por expressões fisionômicas, por gestos ou até mesmo pela fala meio desconexa que ele já produzia.

Ricardo demorou a expressar-se de forma que todos entendessem. Dois anos após o nascimento de Rodrigo, Ricardo, com 10 anos, finalmente pronunciou a pergunta tão ansiosamente aguardada pela família: "Por quê?" Esse dia demorou, mas chegou. Inesperadamente, ele fez a pergunta diante de um caso qualquer, de que não me lembro agora, e a consideramos uma grande vitória.

O esforço dele para se comunicar também se manifestou numa viagem familiar nas férias. Conversávamos durante os passeios, trocávamos impressões, e Ricardo tentava falar conosco. Não prestávamos a devida atenção porque ele não dizia coisa com coisa. Mas ele insistia em seu discurso ilógico, mesmo sem ser ouvido. Foi quando Bernardo protestou: "Gente, o Ricardo está falando, vamos escutá-lo!"

Aos 12 anos, Ricardo teve incorporada à sua rotina de vida mais uma profissional: Lenita Pereira, fisioterapeuta que até hoje trabalha com ele em sessões de RPG (Reeducação Postural Global), necessárias para que se complete a correção de sua postura.

O método trabalha fisicamente as emoções que estão no corpo e, em Ricardo, uma dessas emoções era o medo sem razão objetiva. A pessoa travada, com medo, levanta os ombros, encolhe as nádegas. Ricardo tinha várias dessas emoções, que se refletiam no corpo. Na RPG, ao trabalhar as posições ligadas às sensações, o profissional também facilita a expressão da emoção. É Lenita quem conta:

> Vários fatores emocionais repercutem no físico, e toda vez que se trabalha o físico há repercussão no plano emocional. A RPG solicita e corrige a ação, permitindo ao músculo relaxar para conseguir a correção. Ricardo evoluiu muito. Seu medo diminuiu e ele já sobe e desce sozinho de elevador até o consultório. Outra mudança é que agora conversamos antes da sessão. Ele, que só fazia perguntas, agora já conta o que fez no fim de semana, aonde foi, o que comeu.

Bar Mitzvah, uma vitória de Ricardo, uma emoção para os pais

Um ano antes do 13º aniversário de Ricardo, já estávamos empolgados com seus progressos, sentindo-nos recompensados por anos de luta e sofrimento. E, em vez de lembrar as tristezas do passado, ganhávamos força para prosseguir.

Ricardo protagonizou então um fato significativo para a nossa família — o *Bar Mitzvah*, que celebra a maioridade religiosa do menino judeu ao completar 13 anos. Meu marido é israelita. Eu, mesmo não sendo judia, fiz questão de criar meus filhos dentro da religião judaica. No judaísmo, os filhos homens passam por ritos tradicionais, milenares, que simbolizam o compromisso do povo judeu diante de Deus e da sociedade.

Ricardo, como os demais irmãos, já havia passado pelo ritual da circuncisão aos oito dias de nascido. Na cerimônia, chamada de *brit milá*, em hebraico, e realizada em casa, o menino tem o prepúcio removido por um *mohel* (circuncidador religioso), que, nos tempos atuais, costuma ser também formado em medicina (caso do responsável pelo *brit milá* dos meus filhos). No fim da cerimônia, dá-se um nome hebraico à criança.

A circuncisão tem um sentido religioso muito elevado, simbolizando o ingresso do menino na aliança que Deus estabeleceu com o patriarca Abraão. Significa, portanto, que o menino passa a integrar o pacto indissolúvel entre Deus e o povo judeu.

O *Bar Mitzvah* (que em hebraico significa filho do mandamento) é celebrado na sinagoga. O menino é chamado para ler um trecho da Torá (o livro mais sagrado do judaísmo; a palavra significa ensinamento em hebraico), em geral no primeiro sábado após seu aniversário de 13 anos. Para os judeus, o *Sefer Torá* (em hebraico, rolo da Torá, que contém o texto hebraico do Pentateuco) é tão sagrado que todos os presentes à sinagoga ficam de pé e beijam-no quando passa, carregado por alguém que fez por merecer essa honra.

Durante a cerimônia do *Bar Mitzvah*, há vários momentos emocionantes: o pai faz uma prece e o rabino coloca no aniversariante, pela primeira vez em sua vida, os filactérios, ou *tefilin*, dois pequenos rolos de pergaminho onde se acham inscritas quatro passagens da Torá. Sinal de que o menino de 13 anos já tem a capacidade de assumir, dentro da religião judaica, seus deveres de homem.

Como o ato é um importante momento de congraçamento com a família e os amigos, começamos a planejá-lo com um ano de antecedência. Pedro e eu fomos ao rabino da sinagoga que frequentamos e lhe pedimos que oficiasse a cerimônia. A partir daí, Vera, a professora, ficou encarregada de prepará-lo. Ela ensinou-lhe todas as frases que ele teria de dizer no dia. Treinamento que durou um ano.

Foi uma festa linda! Simples, porém emocionante. Ricardo entrou na sinagoga, caminhou com a Torá, recitou a reza em hebraico, fez tudo direitinho, enfim. A subida à *bimá*, plataforma da sinagoga onde se lê o *Sefer Torá*, é uma honraria que acontece em ocasiões especiais, sendo uma delas o *Bar Mitzvah*. E o fato de Ricardo, um garoto arredio, ter subido até lá e cumprido o ritual sem titubear, diante de tantos olhares voltados para ele, foi muito significativo. A emoção foi imensa e aumentou em nós a confiança no futuro de Ricardo.

Apesar de já ter avançado muito em relação ao que tinha sido, Ricardo não pôde entender totalmente o significado do *Bar Mitzvah*. Ou melhor, não pôde entendê-lo da mesma maneira que a maioria dos meninos da sua idade — ou da mesma maneira que seus irmãos ao cumprirem, nos anos seguintes, o mesmo ritual.

Mas, como diz o ditado, a cada um conforme suas possibilidades. Aceitar as diferenças, sem discriminar ninguém por causa delas, nos torna melhores como seres humanos. Naquele dia, realizou-se o grande sonho do pai. O ato marcou uma vitória pessoal para Ricardo. Foi realmente maravilhoso!

Dançando na festa de 15 anos

A vida seguiu seu caminho e, dois anos depois, quando Ricardo completou 15 anos, resolvemos dar-lhe uma festa em casa. Abrimos espaço, convidamos os seus amigos da escola, enfeitamos o lugar, havia salgadinhos, refrigerantes e cerveja à vontade. Nesse dia, fizemos uma descoberta maravilhosa. Primeiro, a presença de colegas com dificuldades semelhantes permitiu-nos ver como o próprio Ricardo tinha sido quando ingressara naquela escola, voltada para pessoas portadoras de necessidades especiais. Como Ricardo evoluíra! Estimulado ao máximo pelos profissionais que contratamos, melhorara muito — e continuaria a melhorar nos anos seguintes.

Durante a festa, percebemos que ele e os colegas conseguiam relacionar-se muito bem: cada um agia como qualquer pessoa dita "normal" age numa festa. Gostavam da companhia uns dos outros. Formavam um grupo que se identificava e se integrava.

Ligamos o som e colocamos músicas jovens, e todos começaram a dançar, divertindo-se para valer. Foi o primeiro momento em que percebi a existência de comunicação e a manifestação de afeto e de troca de valores entre eles. Já sabiam, inclusive, "se virar", como, por exemplo, pegar um salgadinho na passagem do garçom.

Havia até um casal de namorados que, de mãos dadas e a sua maneira, manifestava amor e carinho próprios de pessoas apaixonadas, como os casais do mundo dito "normal"...

Eu não estava acreditando! Não poderia imaginar o meu filho no meio de amigos. Cada um com seu jeito, uns mais e outros menos comprometidos, todos juntos, alegres, divertindo-se e vivendo a vida que lhes fora dada. Era uma situação nova e muito gratificante para nós. Um alívio, para pais, parentes e amigos, descobrir que se poderia fazer um bom trabalho com um grupo de pessoas tão discriminadas por serem consideradas "diferentes".

Este dia foi muito importante, porque, além da descoberta, foi ali que a Margarete, mãe de uma colega de Ricardo, teve a ideia de criar uma agenda cultural e de lazer apenas para eles, programando festas e eventos nos fins de semana e feriados.

Meu filho deixou de ficar em casa nos fins de semana, passando a sair com seu grupo de amigos para programas variados: ora um cinema, ora um jantar, um passeio pelos cartões-postais da cidade e até mesmo pequenas viagens. Até ao Theatro Municipal do Rio Ricardo foi em companhia do grupo, assistindo a balés em silêncio, como todos os demais espectadores. Uma vitória, sem dúvida!

Essas saídas programadas, sem a família, deram a Ricardo, como aos demais meninos e meninas do grupo, uma sólida base de convívio social (hoje, ele já pode sair com os irmãos, que o supervisionam, mas ele sempre se comporta bem). Foram ocasiões preciosas para que ele aprendesse a se portar em locais frequentados por muita gente, como restaurantes, hotéis, shoppings, na rua, no avião.

Sentar-se por algumas horas sem chamar a atenção dos vizinhos de voo pode parecer simples, mas é uma importante conquista para um adolescente com TEA. Significa que as pessoas em volta não o olham de maneira desdenhosa nem preconceituosa. Não gritar fora de contexto, manter-se quieto num lugar, estabelecer diálogo com pessoas desconhecidas — tudo isso ajuda a fortalecer a autoestima e a confiança.

Muitos pais de filhos com algum transtorno desistem de procurar tratamentos e deixam de estimulá-los com os meios ao seu alcance. Isso gera um isolamento social cada vez maior. É preciso não isolar o filho em casa, não escondê-lo, e sim dar-lhe os meios de integrar-se à sociedade — são atitudes em que os pais e a família devem persistir. A sociedade está mais compassiva e, aos poucos, aceita que as diferenças fazem parte dela. Aumentou muito, nos últimos anos, a conscientização em torno disso.

Às vezes, fiz certas coisas guiada apenas pelo instinto, tomando decisões que ajudaram Ricardo a avançar. Meu desejo de tirá-lo da letargia do seu mundo interior foi superior a qualquer outra coisa. De repente, se eu tinha uma ideia, saía a campo para realizá-la, sem pensar se era ou não viável.

Ricardo estudou e ainda estuda música, aprendeu violão, nada cada vez melhor, aprendeu a ler jornal e revista. Várias decisões minhas mudaram a direção do seu tratamento: trocava de profissional, colocava gente nova, buscava resultados. Não havia impossível em meus projetos de novos passos. Todo início de ano planejava o que fazer, o que mudar, o que melhorar.

A comemoração dos 16 anos de Ricardo foi muito melhor que a do ano anterior. Fiz a festa na Vogue, uma boate da moda. A partir daí, mudei mais ainda a maneira de pensar sobre pessoas com deficiências. Havia cerca de 80 convidados do grupo de amigos de Ricardo, entre adolescentes e pessoas com 40, até 50 anos. Idades diferentes, porém com atitude e linguagem idênticas.

A festa em si não diferiu muito de qualquer outra: uns dançavam ou participavam das brincadeiras, outros namoravam. E muito! Tínhamos até que estar vigilantes e, vez ou outra, conferir se algum casal não estava passando do ponto... Afinal, eles não têm censura em matéria de sexo, não se prendem a convenções e a moralismos.

Mas as preferências existem. A diferença é que eles se escolhem para amar sem condicionamentos estéticos ou sociais. E não se constrangem em mostrar afeto pelo parceiro.

Entre os convidados à festa, havia alguns amigos nossos. Todos se impressionaram com o que viram e se emocionaram. Deu para perceber claramente, naquele dia, como há muitas famílias vivendo situações semelhantes. Era comovente ver cada mãe cuidando, à sua maneira, de trazer o filho, apoiá-lo e levá-lo embora para casa depois da festa.

Caminhando sozinho: momentos de independência

Nessa época, eu já estava com a ideia de deixar Ricardo andar sozinho na rua. Sabia que ele poderia se orientar. Um dia, ainda aos 12 anos, ele mostrou que sabia se virar. Fátima, nossa empregada, deixou-o na porta do prédio do consultório da psicanalista, dizendo que daria um pulo num supermercado próximo e voltaria para buscá-lo.

O problema é que a psicanalista não estava no consultório. Ricardo ficou muito nervoso, mas não se desesperou: foi ao supermercado e encontrou a Fátima.

Tudo acabou bem, mas poderia ter havido algum problema. No caminho, Ricardo passou por um menino de rua que, ao vê-lo com medo, perguntou-lhe por que estava assustado. Ricardo respondeu inocentemente: "Não sei..." Meu filho, que já sabia relatar parcialmente o que lhe acontecia, ainda não articulava um raciocínio mais complexo por inteiro. Se estivesse com medo, era pior.

Pensando nesse episódio, pedi à fonoaudióloga para ensiná-lo a andar sozinho. Foi uma luta! Sem pressa, consciente do desafio, ela seguiu um planejamento minucioso que deu a ele segurança. Hoje, Ricardo anda sozinho por algumas ruas da Zona Sul do Rio, mas uma pessoa da nossa confiança o segue (de longe, para que ele não perceba). Gosto que ele use camisas vermelhas, para facilitar sua localização no meio da multidão; e ele leva sempre o telefone celular no bolso.

Mesmo com tantos cuidados, fico insegura ao deixá-lo andar sozinho, em meio a desconhecidos. Mas reconheço que o medo é meu, não é dele. Pode ser que, se eu deixasse Ricardo sair desacompanhado mais cedo, ele tivesse se tornado mais independente. É importante entender os temores, conviver com eles, para conseguir talvez superá-los algum dia.

Meu marido conta que se passaram muitos anos até Ricardo conseguir comprar sozinho o seu lanche no shopping. Ele adora sair para comer fora, tem verdadeiro prazer em degustar as comidas que mais aprecia. Mas ir até o caixa, fazer o pedido, entregar o dinheiro e pegar o lanche são gestos que, embora pareçam simples, custam muito para uma pessoa como Ricardo. Apesar de ter senso de direção, ele fica inseguro. Em meio a tanta gente, caminha olhando para trás, para assegurar-se de que estamos ali, vendo-o e protegendo-o. Seu medo de se perder é menor do que antes, mas ainda persiste.

Quando Ricardo tinha 19 anos, foi a São Paulo conosco. Antes da viagem, desperdicei muitas noites de sono, pensando que poderia perdê-lo lá. Fantasia minha? Talvez, mas a verdade é que para Ricardo, que não tinha muita consciência do mundo exterior, foi uma aventura andar numa cidade agitada como São Paulo.

Eu quis levá-lo a todos os lugares, fazê-lo compartilhar todos os passeios, indo aonde a família fosse. Para ser mais fácil localizá-lo, caso saísse de perto de mim, comprei-lhe um casaco vermelho, que usaria nesta viagem. Saíamos de mãos dadas. Com muita atenção, concentrado, ele nem piscava os olhos...

Essa viagem foi um marco. Coloquei uns R$ 50,00 no bolso de Ricardo e a toda hora ensinava-lhe a dizer onde estava hospedado. A viagem durou oito dias e fiquei bastante estressada, mas, afinal, tudo acabou muito bem. Uma experiência e tanto!

"A Dalva saiu, ligue mais tarde"

— Alô, boa tarde.
— Quero falar com a Dalva.
— Quem quer falar?
— ...
— Um momento.

O que parece um diálogo telefônico comum numa empresa tem, para mim, um sabor especial. No início de 2003, antes do 22º aniversário de Ricardo, pensei em levá-lo para trabalhar comigo numa pequena confecção de roupas. Graças a Deus, tive a feliz ideia de colocá-lo lá.

Ricardo frequentou durante alguns anos turmas especiais. Conviveu com adolescentes que apresentavam transtornos globais de desenvolvimento (TGD) e neurológicos. Muitos deles são seus amigos até hoje. Eles se falam ao telefone e às vezes se encontram em festas, já que não convivem mais diariamente na mesma escola.

As viagens com a família, os passeios, as aulas de violão, dança, musculação e natação, mais o trabalho da psicanalista, da fonoaudióloga e da professora particular, o carinho da família — tudo isso lhe dera amadurecimento e o deixara pronto para novos desafios.

Quando informei à escola que ele não mais estudaria ali, a coordenadora sugeriu, e eu concordei entusiasticamente, que o deixasse continuar até agosto, para que ele pudesse se despedir da turma. De fato, seria complicado, para os amigos, se Ricardo sumisse de repente, mesmo que ele já viesse contando a todo mundo que ia sair.

"Você está um homem e tem que trabalhar como todo mundo. Estou precisando que me ajude", eu lhe disse. Ele concordou e passou a ir para o trabalho comigo três vezes por semana, para se habituar ao movimento e ao ambiente. A partir de setembro, passou a ir diariamente, à tarde, para que eu o treinasse.

As mudanças a partir daí foram aceleradas. Ao passar a viver num ambiente adulto, Ricardo aos poucos consolidou as novas atitudes que já vinha adquirindo. Tornou-se mais amadurecido, encarando de maneira mais tranquila as situações comuns do dia a dia.

Gosto de dizer que Ricardo está trabalhando mesmo, não está só brincando de trabalhar. Procuramos tratá-lo da mesma maneira que aos demais funcionários. Ele está se saindo muito bem: começou cortando e picando documentos e papéis velhos e agora atende até a três linhas telefônicas com desembaraço cada vez maior. Seu vocabulário enriqueceu-se bastante e ele fica feliz por expressar-se e ser compreendido.

Minha irmã Deise, em cuja sala Ricardo trabalha, é testemunha das mudanças — dentro e fora da empresa. Toda semana ela o leva para comer numa churrascaria, coisa que ele adora. Aos poucos, ele aprendeu a segurar os talheres, incorporando gestos que precisam ser mostrados repetidas vezes. Deise acha que Ricardo é outro desde que começou a trabalhar conosco:

Ricardo deslanchou. Ficou sociável e, como é muito determinado, se organiza muito bem para fazer seu trabalho. Ele tem responsabilidade e paciência. Faz até o final o que lhe é solicitado. Quando termina uma tarefa, se levanta e diz que vai procurar alguma coisa para fazer.

É claro que ele tem atitudes diferenciadas, mas nada que impeça a boa convivência. Sua rotina, por exemplo, é inabalável. Todo dia, ele pendura seu casaco ao chegar, pega sua gelatina guardada na geladeira, come e começa a trabalhar. Não começa se não comer a gelatina. Se estiver lanchando seu sanduíche, não sabe interromper para atender o telefone.

Agora Ricardo tem um comportamento que é similar ao de um adolescente. Ele adora ouvir música enquanto executa atividades como separar botões por cores, e está sempre com o rádio ligado. Até acabar a música que está tocando, ele não se levanta. E aumenta o volume do rádio sempre que pode. Eu peço para abaixar, ele abaixa, mas depois aumenta de novo, como qualquer adolescente faria.

A tarefa de rasgar documentos e picar papéis era do boy, que nunca tinha tempo para fazê-la. No início, Ricardo picava tudo em pedaços muito pequenos, com os quais gostava de brincar antes de jogá-los no lixo (ele tem uma lata de lixo só dele, que vigia para não deixar entrar o lixo de outra pessoa). Para acelerar o serviço, comprei uma máquina de cortar papéis, o que foi ótimo, primeiro porque pararam as brincadeiras; segundo, porque ele ficava com as mãos doloridas; terceiro, porque eu queria treiná-lo para outras tarefas.

Satisfeito e orgulhoso, Ricardo mostra a máquina de picar para as visitas que chegam. Também mostra como opera os telefones, com os quais fez um pouco de confusão nos primeiros dias. Afinal, era uma tarefa estranha, nova para ele, que se atrapalhava principalmente quando a ligação saía da rotina e o interlocutor queria vender alguma coisa ou dar um recado. Mas logo nos chamava para socorrê-lo.

Um problema, no início, era que, se alguém perguntasse por mim, ele respondia de forma literal: "Minha mãe está no banheiro." Um dia, ele disse ao telefone: "Minha mãe foi no médico, porque está doente, com dor na barriga..." Enfim, sempre dava informações sobre a minha vida, aonde eu ia, o que tinha ido fazer. Até que minha irmã o chamou e explicou: "Ricardo, aqui existe sua patroa, Dalva. Ela só é sua mãe fora daqui, em casa. Portanto, quando a chamarem ao telefone, se a Dalva tiver saído, diga apenas que a Dalva saiu e peça para a pessoa ligar mais tarde. Não precisa dizer mais nada."

Logo em seguida, Deise ouviu Ricardo falando para si mesmo: "Tenho que treinar 'a Dalva saiu, ligue mais tarde', 'a Dalva saiu, ligue mais tarde'." Então, ela o incentivou: "Muito bem, Ricardo, é isso aí."

Hoje, ele atende o telefone com perfeição. Suas conversas estão cada vez mais claras e seu raciocínio está mais ativo. Se reconhecer a voz do interlocutor, mantém um rápido diálogo, pergunta como a pessoa vai, o que está fazendo. E também faz bem outras tarefas.

Ele começou a trabalhar na mesma sala com Adriana, uma moça delicada e calma, e eu a apresentei dizendo: "Ela é a sua chefe." Com muita paciência, Adriana ensinou Ricardo a colocar etiquetas dentro dos sacos plásticos de roupas. Depois de colocá-las, é preciso fechar o saco com fita durex. Ninguém imagina como isso é difícil para Ricardo, e ele ainda não faz 100% certo. Quando está etiquetando e o telefone toca, não consegue atendê-lo. Ainda não sabe interromper o que está fazendo; precisa primeiro terminar uma ação, qualquer que seja ela, para iniciar outra.

A convivência com pessoas que trabalham em tarefas diversas tem ajudado Ricardo, fazendo com que ele se sinta mais integrado ao mundo. Ele gosta das pessoas com as quais trabalha. Tem ótima memória e não esquece os nomes. Como é afetuoso, também é muito querido por todos. Não sobrecarrega ninguém. Quando termina de lanchar, lava sua louça, enxuga e guarda.

Uma questão que dificulta a independência de Ricardo é ele não ter noção do valor do dinheiro. É capaz de pedir dinheiro a qualquer pessoa que esteja próxima para comprar algo que vê. Tento explicar-lhe que não se deve fazer isso, só se pede dinheiro ao pai e à mãe, a mais ninguém.

Quando minha irmã perguntou quanto ele queria ganhar para trabalhar, sua resposta foi "dez reais". Embora reconheça números e datas, Ricardo não distingue valores e não sabe a diferença entre R$ 10,00 e R$ 100,00. Não sabe calcular.

Mas isso também está sendo trabalhado em aula e poderá mudar. Lembro-me do que me dizem os profissionais: "Nada é para sempre." Devido a neuroplasticidade, áreas cerebrais podem recuperar funções.

Ricardo está sendo treinado em matemática, cálculos e na questão do dinheiro. Tudo com ele precisa ser treinado — a recompensa é que ele se aplica em seguir o treinamento, concentra seus esforços para fazer sempre o melhor que pode. Penso que, se ele aprendeu a orientar-se na rua, a nadar em equipe, a tocar violão e a trabalhar, então muito mais ainda é possível se realizar. Com certeza!

Em casa, dou-lhe pequenas tarefas que têm como objetivo torná-lo mais independente. As conquistas aumentam a cada dia. Começou ajudando a empregada a lavar a louça. Ricardo gosta muito de brincar com água e pode ficar horas olhando a água a escorrer ralo adentro.

Quando se pede que seque a louça, o faz muito depressa. É impressionante a sua rapidez na cozinha. Já acende o forno. Adora fazer cachorro-quente, colocando a água para esquentar. Sempre sob supervisão de alguém, é claro. O que importa, no caso, é a satisfação que ele sente ao fazer algo cujos resultados são imediatamente visíveis.

Nadando no Flamengo

Preocupei-me com a postura física de Ricardo a partir de seus 15 anos. Ele usara colete e não dera certo. Então, entrou no Clube de Regatas do Flamengo para fazer natação. Natação? Com o tempo, percebi que, se eu não estivesse por perto, Ricardo só brincava na água, dava cambalhotas, mergulhava, e não fazia os exercícios necessários. Para que ele nadasse, resolvi nadar também.

Nadávamos 1.500 metros na mesma raia, eu o ajudando e estimulando. Um dia, fui nadar na piscina olímpica e conheci os nadadores másteres, de idade superior a 25 anos. Mais tarde, convenci Lucimar de Paula, a Lu, minha técnica nos másteres, a me ajudar a conscientizar Ricardo da necessidade de melhorar a postura. Graças a Deus, ela aceitou.

Para Ricardo, a data em que conheceu Lucimar é inesquecível: abril de 2002. Aos 21 anos, ele ainda tinha um grave problema de postura e estava com 18 quilos a mais do que tem hoje. Também não conseguia seguir uma dieta! A natação foi importante para conscientizá-lo disso e encerrar sua compulsão alimentar (outras coisas ajudaram, é claro, como o método Vigilantes do Peso, de cardápio variado e balanceado). Agora, não há mais assalto à geladeira nem roubo de açúcar e de latas inteiras de achocolatado!

Quem poderia sonhar que, em apenas três anos, Ricardo estaria andando sozinho pelo clube e viajando junto com uma equipe de natação? Ele não decepcionou os que confiaram nele, como Lu, que o chama de Rick e é uma mulher tão positiva e alto-astral, tão capaz de encontrar soluções, que jamais diz que alguém tem um problema...

Ricardo nunca gostou de fazer exercícios e procurava se esquivar. Até hoje, se a Lucimar permitir, fica brincando na piscina, dando mergulhos, em vez de treinar suas braçadas. Ele já sabia nadar quando passou a frequentar o Flamengo. O objetivo era repassar-lhe a técnica olímpica. Não para fazê-lo ganhar prêmios, mas para permitir-lhe integrar mais tarde a equipe de natação máster do Flamengo, participando das competições. Não demorou muito: em menos de seis meses, já estava se aproximando de mais um desafio e mais um grupo em sua vida.

Junto com a natação, Lucimar iniciou com Ricardo um trabalho de fortalecimento muscular, na sala de musculação do clube, além de propor caminhadas regulares no calçadão do Leblon. Ele precisava de exercícios abdominais para fortalecer as musculaturas abdominal e dorsolombar. Foi uma luta contra a ação da gravidade, como lembra Lu: Ricardo tinha o tronco totalmente curvado à frente, a cabeça diante do restante do corpo, as mãos sobrepostas e os pés pronados.

É comum ver Ricardo conversando junto à piscina antes de cair na água. À vontade, sorridente, tira os tênis, as meias, a bermuda, a camiseta. Coloca os óculos de natação, leva os pés de pato para a borda e se prepara para uma hora na água, sob os olhares atentos de Lu, que o incentiva com carinhosa energia:

— Você vai nadar agora?

— Vou. Da outra vez pegaram a minha raia porque demorei muito no banheiro. Demorei muito no banheiro, pegaram a minha raia.

Ricardo não vai sozinho apenas ao banheiro do clube. Vai ao bar tomar sorvete, cumprimenta as pessoas, puxa conversa. Não teme mais andar pelos arredores da piscina onde treina.

Quando já estava habituado a uma atividade física completa — caminhada, natação, musculação, sempre acompanhada de alongamentos —, Ricardo foi levado para competir com os veteranos. Lembro como torcia para que ele não fosse o último colocado... Agora, a torcida continua, mas medalhas e competições se tornaram uma agradável rotina em sua vida.

As competições são um capítulo à parte. Ricardo chegava invariavelmente em último lugar. Os outros eram mais experientes, mais bem preparados. Invariavelmente não é sempre. Houve ocasião em que foi penúltimo. Essa classificação, porém, era meio confusa para mim. Na faixa etária dele (até os 24 anos), a de nadadores pré-másteres, era difícil que, com menos tempo de natação competitiva, ele se nivelasse com quem treinava seriamente havia muito tempo.

Um dia, porém, Ricardo chegou em terceiro lugar numa competição em Petrópolis. Só fiquei sabendo um mês depois, mas foi uma grande surpresa para mim. Surpresa extremamente gratificante.

Para estimulá-lo, quando o levávamos a treinar com os másteres, tínhamos uma estratégia: dávamos uma medalha a Ricardo, que saía da competição certo de que a tinha merecido. Agora, isso é passado. Ele ganha medalhas verdadeiras, por seus próprios méritos. Até os 24 anos, fez parte da equipe de pré-másteres; agora, a partir de 25 anos, integra a equipe de másteres.

Mas ao procurar sua classificação, depois da prova, ainda o faço de baixo para cima, para ver se não ficou em último lugar. Afinal, ele compete com pessoas que já foram atletas ou que nadam desde a infância. Isso está mudando, porém. Em março de 2006, Ricardo ganhou pontos para seu clube ao nadar 50 metros de peito em 56s59.

Quando o vejo no treino, atendendo ao que a Lucimar determina, posso ver que esforço é a palavra de ordem no que se refere ao meu filho. E a recompensa é enorme! Viajamos para cidades diferentes do Brasil para que ele possa nadar com a equipe do Flamengo e é uma satisfação vê-lo se esforçando, sem medo, feliz da vida.

O que fazemos para melhorar?

O convívio com o pessoal da natação faz muito bem a Ricardo. Sua vida social mudou. Os novos amigos o tratam com respeito e sem discriminação. Muitos são pessoas de mais idade que ele, que correm para ajudá-lo quando percebem que está em dificuldade na piscina. Apesar de alguns serem muito mais velhos, para Ricardo isso não importa, até porque ele não consegue diferenciar idades.

Embora não exista mais aquele Ricardo que devorava uma lata inteira de Nescau, ele ainda aprecia guloseimas e tem suas comidas favoritas. Depois de uma competição em João Pessoa, na véspera de seu 23º aniversário, eu quis dar-lhe um presente. Ele ficara em quarto lugar em 100 metros livre e 50 metros de nado de peito, além de fazer uma ótima prova de nado borboleta.

Ricardo ficou muito alegre quando percebeu que meu presente seria entrar com ele numa loja de doces e deixá-lo escolher o que quisesse. Ele hoje sabe que tem de controlar o que come e aprendeu a fazê-lo com disciplina. O fato de estar inserido num ambiente de trabalho, em que todos os demais seguem uma rotina e têm obrigações a cumprir, também o ajudou nesse aspecto.

Lucimar foi uma das primeiras pessoas a perceber a importância que a inserção no mundo do trabalho exerceu na vida de Ricardo. Hoje, quando a ouço dizer que Ricardo é "um de nós", fico comovida e orgulhosa. O que a perseverança pode alcançar, o que o afeto da família pode obter! Vejam o depoimento de Lucimar:

> Já notava uma facilidade do Rick em se socializar, e o trabalho como auxiliar de escritório o ajuda muito. Na musculação, ele fala com todos, mesmo sabendo que precisa se concentrar nos exercícios propostos. Quando ficava mais distraído, deixava que ele mesmo percebesse que eu o aguardava para prosseguir a série de exercícios. E quando notava a minha espera, vinha todo aflito, pois havia feito algo errado.
>
> "Pensando na morte da bezerra, Rick?", eu perguntava a ele. Até que um dia, quando já estava trabalhando com Dalva na confecção, ele me respondeu: "Lu, já enterrei a bezerra, vamos logo terminar esses exercícios senão eu chego atrasado no trabalho!"
>
> Pronto, além de ter percebido a diferença, ele me respondeu; mais uma etapa cumprida.
>
> Hoje Rick é um atleta máster de natação. Participa de campeonatos estaduais e nacionais, defendendo brilhantemente sua equipe. A competição o faz treinar com disciplina.

Às vezes ele diz: "Ai que medo!" Sabe que chegou o momento de mostrar o que aprendeu. Com boa postura, os braços ao lado do corpo, vai ao banco de controle esperar pela autorização de sua ida ao bloco de partida. Quando o árbitro dá início à prova, ele quer se superar, fazer o melhor. É emocionante e produz em nós uma reflexão: o que fazemos para melhorar?

Num grupo de nadadores másteres, o importante é a integração e a participação nas competições, de forma a completar a prova dentro das regras da Federação Internacional de Natação. O Rick é um de nós, independentemente da sua condição.

O Rick sabe que tudo é uma troca, não fazer certo torna tudo mais difícil. Ele me ensina muito. Com ele aprendi a vivenciar outros valores do ser humano, diferentes daqueles nos quais somos levados a acreditar como reais e absolutos. E a cada "bom diiia, Lu!", a cada abraço forte, sinto-me recompensada pelo caminho já percorrido e confiante no prosseguir da caminhada.

"Me ensina a conversar?"

O dia 2 de novembro de 2003 ficou marcado para mim. Temos uma faxineira que trabalha nos fins de semana e feriados e que não sabia ler nem escrever direito. Eu a estava ajudando com seus exercícios e pedi que Ricardo fizesse um ditado para ela. Dei a ele três folhas com as palavras a serem ditadas. Mais tarde, ao lhe perguntar pelo ditado, a resposta foi rápida: "Fiz." Então eu quis corrigir. Como as folhas quase não tinham erros, achei estranho. É que, diante das dificuldades da empregada de escrever as palavras, Ricardo escreveu para ela.

Além de ler maravilhosamente bem, Ricardo também já está escrevendo com correção. Mais uma prova de que estávamos certos ao não desistir de alfabetizá-lo. No Dia das Mães de 2005, ele me deu essa cartinha, simples e comovente:

> Eu gosto de você como amiga. Você é legal. Você é bonita. Você é linda. Você é charmosa. Eu gosto de sair com você. Eu amo você, amiga. Eu gosto de lanchar com você. Eu gosto de almoçar com você e tomar café com você. Beijos de seu filho Ricardo.

Como se vê, Ricardo tem na comida um de seus prazeres. Mas agora está consciente em relação à dieta e ao corpo. Jamais esquece que não pode sair comendo tudo o que lhe passa pela frente, nem quando vai à churrascaria. E ele adora churrasco! Eu, de minha parte, faço um esforço para levar à mesa pratos caprichados, bonitos, coloridos, mas que não engordem. Estou ficando tão especializada, tenho tantas receitas, que já posso até fazer um livro!

Ricardo lembra detalhes do passado com muita nitidez, principalmente se forem ligados a números. Por exemplo, sabe a data exata em que, há dois anos, minha irmã ganhou um cachorro. E às vezes recorda fatos ocorridos com colegas há mais de 10 anos, fazendo perguntas do tipo: "Por que a Joana me puxou o cabelo?" Também nos indaga sobre o que aconteceu com ele em tal ou qual época, mas não registra a resposta que recebe. Estou tentando mudar isso. Vai demorar um pouco, mas vou conseguir!

Na viagem com a equipe do Flamengo a João Pessoa, passamos antes por Salvador. Estávamos nessa cidade quando eu disse a Ricardo que não ficasse contando para todo mundo coisas do passado. É que ele gostava — e ainda gosta — de referir-se com frequência ao que já passou, repetindo frases do tipo "quando eu era pequenininho não fazia regime".

Esse tipo de referência ao passado tornava seus diálogos extremamente repetitivos. Como ele já evoluíra bastante, achei que tinha chegado a hora de mudar isso. Resolvi exercitar bastante sua noção de presente, passado e futuro, treinando a diferença entre os tempos verbais. Começamos a formar frases nos três tempos e a treinar cada vez mais, trabalhando assuntos do presente. Depois da viagem, o treino continuou.

A partir daí, sua conversa foi melhorando e está a cada dia se tornando mais agradável. Atualmente, incentivo ao máximo a expressão e a compreensão de Ricardo. Quando o vejo conversando com uma visita, estimulo-o a prosseguir. Mesmo que ele se repita, perguntando várias vezes a mesma coisa, as frases que diz têm nexo. Ricardo convida a visita para seu aniversário, conta qual vai ser o cardápio, enumera a lista de convidados — todos os seus colegas da aula de natação.

Embora seu português seja perfeito, ainda falta sequência na conversa, e o diálogo não vai muito à frente. Às vezes, eu digo: "Que papo é este? Fale coisas que as pessoas entendam e preste atenção ao que está dizendo!" E sua resposta é sempre a mesma: "Me ensina a conversar?"

Este seu pedido me parte o coração, porque eu sei que é difícil a tarefa de ensiná-lo a conversar...

Minha nova conquista será ensiná-lo a manter diálogos cada vez mais lógicos. Como em todos os momentos, o objetivo é torná-lo integrado, feliz. Fico muito mobilizada quando percebo que as pessoas, algumas até amigas, não o escutam.

Se ele diz a uma visita "meu pai quer que eu vá ao otorrino", espera-se que haja interesse da outra parte para que o diálogo prossiga. Ninguém gosta de falar sozinho! Se a pessoa fizer uma pergunta básica, como "por que seu pai quer levar você ao otorrino?", Ricardo certamente responde com nexo: "Entrou água no meu ouvido."

Muita gente nem tenta entender que há pessoas diferentes e que a comunicação com elas também deve ser distinta da habitual. É preciso paciência e abertura. Ricardo ainda tem reações que nem todos estão preparados para absorver. Nessa estadia em Salvador, por exemplo, Ricardo, mais alto que eu, se assustou com um vendedor na rua e se escondeu atrás de mim. O homem falou algo sobre o absurdo de um rapaz daquele tamanho tomar tal atitude. Eu lhe expliquei então que ninguém agiria assim, com medo, se não tivesse uma limitação; o vendedor me pediu desculpas...

Já foi mais difícil, contudo. Antes, não era sequer possível entendê-lo... e havia pessoas que se irritavam com qualquer gesto de Ricardo, mesmo o mais banal, que não chamaria a atenção se proviesse de outra pessoa, só porque provinha de alguém percebido como diferente.

Nem todos compreendem que cada atitude dele, cada comunicação, é um esforço. Incomoda-me até hoje, por exemplo, que Ricardo não seja convidado para alguns eventos aos quais os irmãos compareçam. Mas a incompreensão, se me deixa triste, também me faz lembrar de que a jornada não pode parar. Prefiro pensar que a melhor palavra para defini-la é luta; uma luta contínua, dura, porém a cada vitória... quanta satisfação!

A redução dos comportamentos inadequados de Ricardo foi notável nos últimos anos e permitiu uma mudança em sua rotina. Ele agora pode até sair com os irmãos e os primos à noite. Já o peguei chamando Alan de "cara", expressando-se como qualquer jovem de sua idade.

Quando o vejo satisfeito, preparado para se divertir, sinto vontade de gritar para os pais de filhos em situação semelhante o quanto vale a pena lutar para integrá-los à vida social. Eles são parte legítima dessa sociedade. A inclusão é um direito que não lhes pode ser negado. As pessoas têm que entender isso.

Assim como sei que Ricardo é outro, acho que eu mesma sou atualmente um ser humano mais evoluído e compreensivo com as diferenças. São reflexões que faço agora, ao ver meu filho falando, estudando, convivendo com diferentes pessoas em ambientes variados. Falas, gestos e atos ainda cheios de dificuldades e limitações. Não importa. Afinal, quem é totalmente ilimitado nessa vida?

Desculpas por comer o bolo inteiro

Quando reflito sobre o que já foi feito, e o que ainda será preciso fazer para que um dia Ricardo se transforme em uma pessoa mais integrada, capaz de se defender e se fazer entender, fico mais forte. Lembro-me da história do beijo: esperei anos até que ele simplesmente encostasse os lábios de leve no meu rosto, e depois se passaram anos até eu ouvir o estalo do beijo!

Tenho confiança, por exemplo, em que a diferença entre passado, presente e futuro será, um dia, dominada por Ricardo. A distância entre o que aconteceu e o que acontecerá ainda não foi inteiramente compreendida por ele, mas confio em que, quando o for, sua insegurança diminuirá bastante.

A "construção" de Ricardo tem sido um processo longo e contínuo. Um processo que se mantém em andamento graças à tenacidade da família e de profissionais gabaritados. O que posso dizer com toda certeza é que, se meu filho tivesse sido deixado sem estímulo, os avanços não teriam acontecido.

Tudo foi desenvolvido aos poucos, um bloco cuidadosamente colocado depois do outro, desde a orientação espaço-temporal na frente do espelho dada pela fonoaudióloga até detalhes da vida que hoje lhe são repassados por ela. Quando vejo Ricardo atualmente, vejo alguém que evolui, evolui, evolui — aos poucos, mas sempre.

Nada é fácil. No entanto, é preciso repetir as coisas infindáveis vezes, até que os resultados apareçam. Os profissionais que com ele trabalham o preparam para as minúcias da vida, e as repetem até que ele as incorpore. Ricardo está aprendendo a contar dinheiro, reconhecer um cheque, não assinar uma folha em branco, entre outros temas que o ajudam a inseri-lo no mundo. Também lê revistas, podendo acompanhar alguns fatos que se passam no Brasil e lá fora.

Aqui, a fonoaudióloga explica alguns aspectos do avanço de Ricardo:

> Aos 17 anos, Ricardo, que já lia e escrevia, ainda não entendia certas situações. No meu aniversário, me levou um bolo de presente. Colocamos o bolo na mesa e eu perguntei: "Você quer um pedaço?" Ele, que estava ávido por aquele bolo, comeu o primeiro pedaço que lhe dei. Então perguntei se queria mais, ele aceitou, e assim por diante, eu sempre perguntando se ele queria mais. Até que ele comeu o bolo todo sozinho. Eu queria ver até que ponto ele ia. Quando terminou, eu perguntei de quem era o bolo. Ele respondeu: "Era seu!"

Então eu disse: "Mas nem provei, você comeu o bolo inteiro sozinho!" Ele ficou nervoso, me pedindo desculpas e dizendo que nunca mais faria aquilo.

Comecei a colar fotos na geladeira e lhe disse: "Como você comeu todo o bolo do meu aniversário, no seu aniversário vou comer todo o seu bolo, na sua frente, como você fez comigo." E ele entendeu. Há coisas que fazem diferença se a gente der uma sacudida nele!

Eu quis que ele vivenciasse duas coisas: perceber sua gula insaciável, e entender que tinha comido o meu bolo. Quis que se conscientizasse de tudo e me relatasse.

Ricardo emagreceu nos últimos dois anos. Faz dieta e, quando reclama que os pais não o deixam comer, eu lhe digo: "Se eu fosse a sua mãe, deixaria você comer uma panela inteira sozinho!" Então, ele me responde: "Mas você não é minha mãe!" Aí lhe digo que a mãe gosta muito dele e por isso não quer que ele engorde. Nesse ponto, ele sabe que a mãe o controla.

No começo ele teve que aprender a viver, e continua aprendendo. Meu trabalho inclui colocá-lo sempre atualizado. Estimulá-lo e informá-lo, explicando todas as coisas para embasá-lo, dando assim condições para que possa acompanhar tudo.

Desde que entrou para o Flamengo para nadar, cresceu mais ainda. Amadureceu. Toda a vivência que lhe foi proporcionada ajudou bastante no seu desenvolvimento.

Agora preciso soltá-lo mais

Quero ver Ricardo mais solto, sabendo dizer *não*; quero vê-lo desenvolvendo um raciocínio próprio ao conversar. Aos poucos, isso começa a acontecer. A imagem do pássaro, sempre subindo, voando, evoluindo, me vem à mente. O pássaro preso conseguiu voar, apesar das asas machucadas. As asas sararam e o pássaro faz coisas que antes pareciam impossíveis.

Quando viajamos, o que mais faço é observá-lo. Ficando o tempo todo juntos, é mais fácil perceber os progressos de Ricardo, que está apenas começando a sua experiência de viver integrado, não só na família, mas em situações diversas, como as viagens com a equipe de natação do Flamengo.

Todos os anos, minha família se reúne no Carnaval. Passamos juntos uns 15 dias. De ano para ano, o comportamento de Ricardo vem mudando, produzindo surpresas. Sua evolução foi rápida, como a de uma pessoa que não enxergava e, de repente, começa a ver sombras. Para um cego, ver vultos é quase enxergar... É desta forma que defino o progresso de Ricardo.

Numa viagem, quando ele tinha 21 anos, entendeu perfeitamente tudo o que aconteceu num parque de diversões. Bateu palmas e sorriu nos momentos certos, com muita coerência. Participou intensamente de vários brinquedos, inclusive os radicais, como uma montanha-russa. Em cada momento, reagiu com naturalidade, entendendo, curtindo e, principalmente, se divertindo bastante.

Ricardo ficou muito frustrado num dia em que a montanha-russa tinha uma fila enorme e resolvemos não esperar. Ficamos pelas redondezas, almoçamos, passeamos, nos divertimos com outras coisas. Ricardo passou o dia irritado, impaciente, repetindo várias vezes as mesmas frases. Para finalizar, me deu uns tapas, porque eu comecei a dizer que ia colocar minha mala no quarto dele; ele reagiu dizendo que não e, como insisti, bateu nas minhas mãos, aborrecido.

No dia seguinte, voltamos ao brinquedo e ele mostrou bastante coragem. Quando o carro da montanha-russa começava a correr, a virar de cabeça para baixo, gritava — como todo mundo, aliás. Claro que com medo, exatamente igual aos outros. Esse foi mais um momento em que registrei um grande passo em sua caminhada para a normalidade, até porque ele demorara bastante a expressar alguma reação, quer fosse de raiva, de medo ou de satisfação.

A vida inteira andei com ele de mãos dadas, mas nessa viagem Ricardo começou a largar as minhas mãos, dizendo: "Aqui não tem perigo, não vou me perder." Cada um dos passos dessas férias foi registrado; para mim, é uma questão de honra que esteja tudo bem documentado para fazer as comparações do seu progresso. Como ele progrediu muito, novas medidas para dar-lhe independência podem ser adotadas. Durante anos vivi cuidando da sua segurança, como faria qualquer mãe preocupada com o bem-estar de todos os seus filhos. Talvez tenha atrapalhado, mas como poderia ser diferente? Percebo que é preciso soltá-lo cada vez mais, deixá-lo se virar, escolher o que deseja vestir, mesmo que nada combine.

No último dia dessa viagem, o que vi foi um rapaz de jaqueta de couro, caminhando com as mãos nos bolsos, parecido com os demais, quer na aparência, quer na atitude. Às vezes, me pego olhando para ele e pensando como um rapaz do seu tamanho, bonitão, que calado parece um homenzarrão, quando abre a boca é apenas um menino... mas um menino que está alçando voo.

Foi também nessa viagem que o vi reclamar de um irmão pela primeira vez. Aconteceu num dia em que todos estavam acordados, menos ele. A conversa estava animada. Então Ricardo mandou Alan calar a boca, porque queria dormir mais um pouco.

Outros protestos vieram, nos meses seguintes, quando algo lhe desagradava. Ele começou assim a colocar o não, o "basta", o "não quero", o "não permito". Enfim, a noção de limite está chegando em sua vida! Recentemente, andava de bicicleta na lagoa Rodrigo de Freitas e buzinou para uma mulher sair da sua frente. Não satisfeito, reclamou em voz alta quando ela resmungou qualquer coisa... Buzinar e protestar: dois verbos que ele ainda conjuga com hesitação, mas conjuga!

Expressar os sentimentos era impossível para Ricardo até pouco tempo atrás. Ou ele não reagia ou o fazia de forma nervosa, como se estivesse com medo. Batia os pés ou corria pela casa, zangado, para demonstrar insatisfação. "Amanhã não vou na casa da vovó porque quero dormir até mais tarde", disse-me há alguns meses. Uma frase objetiva, de alguém que sabe o que lhe convém e não teme dizê-lo em voz alta. Quanto significado em poucas palavras!

Ciclo da vida

Na volta dessa viagem, no avião, pedi a Ricardo para me acordar quando a aeromoça chegasse com o lanche. Ao me acordar, ele estava com uma revista nas mãos, folheando-a. Perguntei se estava lendo e ele disse que só estava vendo "figuras".

Observei que Ricardo ficava muito tempo olhando quando surgia uma foto de mulher com os seios grandes. Então novamente eu perguntava: "Está olhando o quê?" Resposta: "Os peitos da fulana", e me dizia o nome da artista.

Sua sexualidade pode ser constatada quando ele olha os seios de uma mulher. Faz perguntas, por que uns são grandes, outros pequenos, faz comparações, inclusive com pessoas conhecidas. Não compreende inteiramente o significado das fotos e não consegue expressar seus desejos. É difícil para nós explicar o que os seios fazem na imaginação das pessoas.

Aliás, é difícil para alguém como Ricardo, que não tem censura nem maldade, lidar com a sexualidade. Esse é mais um desafio que uma família enfrenta em casos como o de meu filho. Ele aprecia muito os pés femininos e às vezes olha pés que passam com muita intensidade. Aos poucos, explico-lhe que não deve ficar olhando insistentemente para as pessoas, pois muitas não gostam de ser olhadas.

Lembro que foi muito complicado lidar com Ricardo quando, aos 14 anos, ele começou a se masturbar, como todos os adolescentes um dia o fazem; foi um sacrifício fazê-lo compreender que há coisas que pertencem à esfera da vida privada e só devem ser feitas reservadamente.

Mas Ricardo alcançou essa capacidade de compreensão e hoje, completamente informado e sabendo dos fatos, já nem percebemos quando está só, vivendo a sua privacidade, como qualquer um de nós. No início da puberdade — período naturalmente difícil, repleto de mudanças e novidades —, Ricardo recebeu várias informações sobre o nascimento de bebês e o processo que leva uma mulher a engravidar.

Nascer, viver e morrer: Ricardo ainda não capta inteiramente o significado de cada uma dessas palavras. Mas avança. Lembro que, aos 19 anos, ele abriu um largo sorriso, sem entender bem o que se passava, no enterro do avô. Ao ver-se cercado de tantas pessoas queridas, mostrou-se simplesmente feliz, embora fosse um dia triste para a família. Mais recentemente, fui com ele à missa de sétimo dia de um amigo nosso. Meu filho, sempre com muita simplicidade, cumprimentou a viúva com um sorriso. Como todos na igreja o conheciam, o gesto foi percebido com total compreensão. Fiquei pensando, porém, se seria possível fazê-lo entender o que é a morte.

Para Ricardo, morrer é algo semelhante a dormir. A fonoaudióloga o levou a um cemitério para explicar-lhe detalhadamente o que acontece ali. Os dois visitaram várias capelas, ela mostrando a Ricardo os mortos nos seus caixões. Esperaram respeitosamente que um dos caixões fosse fechado e seguiram o cortejo até o local do sepultamento. Foi importante para ele vivenciar, do princípio ao fim, a cerimônia do enterro. Isso pode ajudá-lo a perceber a diferença entre vida e morte.

Ricardo é uma surpresa em tantos aspectos, e não seria diferente também nesse. Quando menos se espera, meu filho, antes comprometido em âmbitos os mais diversos, entende e aprende coisas novas. Renova-se — e eu dou um sorriso enorme de felicidade e alegria quando isso acontece. Atualmente, aliás, o que mais faço é sorrir e agradecer a Deus por ter me dado a graça da melhoria de Ricardo. Sei que sem minha coragem nada aconteceria, mas posso afirmar que as duas coisas — graça divina e esforço pessoal — caminharam juntas. Deus me faz andar para a frente e, acima de tudo, me ajuda a não desistir.

O exemplo de
Maria de Lourdes, minha mãe

Minha origem humilde talvez tenha me ensinado a não desanimar e a superar obstáculos com empenho redobrado. Aprendi, ao longo da vida, que é preciso não perder a esperança. Força de vontade pode ser um remédio milagroso — como mostra a história de vida de minha mãe, com a qual vou concluir este livro.

Quando minha mãe — Maria de Lourdes — nasceu, em 1918, foi enrolada num jornal e colocada numa soleira de porta qualquer, de uma casa muito humilde em Olaria, subúrbio do Rio de Janeiro. Ali ela foi criada ao deus-dará, com pouquíssimos recursos e todas as carências. Aos 20 anos, foi hospitalizada com tuberculose, doença que naquela época costumava ser fatal. Ficou internada durante um ano, sem receber uma única visita de sua família adotiva. Segundo minha mãe, pensaram que ela tinha morrido...

No hospital, mamãe conheceu uma senhora que simpatizou com ela e, quando ela melhorou, a levou para casa, em

Copacabana, contratando-a para lhe fazer roupas novas e consertos, o que era muito comum na época. Costureira de mão cheia, ela passou a trabalhar na casa dessa mulher e, depois, começou a costurar também na casa de outras pessoas.

Ela era uma mulher de pele negra bonita, alta e sempre muito elegante, pois fazia as próprias roupas (aliás, até 90 anos se manteve bonita, o rosto liso e gostando de passar o dia bem-arrumada, sempre de brincos e com um batom leve sobre os lábios. Quando está frio, usa xale).

Depois de algum tempo, conheceu papai, filho de italianos. Ele era um rapagão alto, bonitão, louro, de olhos verdes, que gostava de mulheres de pele e olhos escuros. Casaram-se e foram morar numa pensão na rua Barão de Mesquita, na Tijuca, onde nasci. Por ironia do destino, das três filhas de papai, duas saíram com os olhos verdes, e só uma herdou os olhos escuros e os traços de mamãe, que ele tanto apreciava.

Quando eu fiz um ano, papai conseguiu comprar um apartamento num conjunto residencial na Penha e para lá nos mudamos. Ali nasceram minhas duas irmãs e ali vivemos como uma família harmoniosa. Fomos criadas de forma muito correta por nossos pais, apesar da pobreza. Éramos felizes e íntegros, lutando para levar uma vida digna e honesta.

Mamãe não tinha nenhuma instrução, mas fazia questão de nos ensinar boas maneiras e de nos educar adequadamente. Sua autoestima — palavra que hoje está tão em moda

— sempre foi grande, uma lição para nós, uma forma de mostrar que a vida sempre vale a pena, quaisquer que sejam os obstáculos a serem transpostos.

Lembro-me de fatos do meu cotidiano infantil que indicam como mamãe procurava agir de maneira apropriada. Jamais se esquecia de nos mandar escovar os dentes (aliás, ela dizia "arear" os dentes) e de tomar banho antes de dormir. Tínhamos sempre belas roupas, confeccionadas com apuro por ela, e até as camisolas de dormir eram feitas no maior capricho, com mamãe copiando os modelos que via nos filmes americanos.

Na época em que íamos à escola, mamãe precisava exercer sua criatividade para enfrentar, com o dinheiro curto, uma série de compras essenciais. No início do ano letivo, a cada mês ela comprava um par de sapatos para uma filha. Não podia comprar três pares ao mesmo tempo, então se planejava para que as coisas funcionassem! Em janeiro, eu, a filha mais velha, ganhava o meu par; em fevereiro, Deise ganhava o dela; e em março, Denise, a caçula, podia finalmente calçar seus sapatos novos.

Mamãe fazia o que fosse preciso para nos incentivar. Ela ia à secretaria da escola solicitar redução na mensalidade para que pudéssemos continuar a estudar, e assim conseguimos fazer o que na época se chamava de curso científico (hoje correspondente ao ensino médio). Denise chegou à faculdade, formando-se em direito.

Quando começamos a trabalhar, compartilhávamos as despesas da casa, antes de responsabilidade de meu pai, que durante toda a sua vida trabalhou como gráfico e paginador (ele era um paginador de mão cheia, e com certeza, se vivo fosse, estaria me ajudando, dando sugestões para a publicação deste livro). Uma irmã pagava o telefone, a outra, a luz, e assim íamos participando e ajudando, na medida das nossas possibilidades, a melhorar a situação da família.

Sempre lutei muito pelo meu futuro. Ficava horas e horas, quando adolescente, pensando no que fazer para conseguir um bom emprego. Acredito que este estilo lutador nasceu comigo e me acompanhou em todos os momentos. Desde a infância busquei o melhor. Sempre soube que era preciso evoluir, crescer. Antes de me casar, curti muito a vida de solteira, já que sou do tempo em que as mulheres descobriram que podiam ter os mesmos direitos e a mesma liberdade que os homens.

Meu ideal foi sempre vencer, vencer, vencer. Vou ser assim até morrer. Não temo a idade, porque me preparo todos os dias para manter a juventude.

Não vou deixar o tempo acabar comigo, nem me tornar "velha" ou careta. Gosto de manter a mente em sintonia com a dos jovens, evoluindo com eles. Para mim, é muito importante me atualizar e cuidar tanto da parte mental como da física.

Aliás, é por isso que, com certeza, estarei sempre dentro d'água, nadando, pois sei que exercício é fundamental para a saúde. Que o digam meus amigos do máster de natação, aqueles maravilhosos "jovens" de 70, 80 anos, com quem compartilho o exemplo de tenacidade e amor à vida que, certamente, vou legar aos meus queridos filhos.

Uma reflexão final

Não quero nem posso desanimar. Estou expondo minha vida porque aprendi a não fugir do que precisa de solução. Quem foge nunca tem o prazer da vitória. Além do mais, sei que, com meu exemplo, vou ajudar muita gente que não acredita que um mudo pode falar, um surdo pode ouvir e uma pessoa com transtorno do espectro autista, quando bem orientada por profissionais competentes e cercada de muita paciência e amor, pode tornar-se um ser humano verdadeiramente integrado e feliz.

Vivi muitos anos me perguntando: "Por que eu?" Sempre fui uma pessoa generosa, preocupada com meus semelhantes, estendendo as mãos a todos os que precisaram de mim. Então, como explicar o que aconteceu? "Por que eu?" Várias respostas passaram pela minha mente, mas uma delas, que considero bastante válida, é que só as pessoas especiais conseguem aguentar a dor de ter um filho diferente. É preciso força para assumir uma tarefa que exige dedicação cotidiana.

Hoje, essa pergunta não passa mais pela minha cabeça. Também é raro que eu passe noites acordada, pensando nas características de Ricardo. Quando vejo Ricardo agindo e andando com suas próprias pernas, aos 25 anos, embora com o pensamento e a pureza de um menino de 10, penso que consegui quase o máximo. Se não acontecer mais nada, ótimo: não preciso mais chorar. Para ser sincera, não poderia imaginar, no passado, que meu filho superaria a maior parte das dificuldades que enfrentou durante praticamente toda a sua vida.

Ser vitoriosa não significa, para mim, deixar de lutar. Sou uma pessoa agitada, muito ativa, que, onde enxerga um problema, busca uma solução; procuro não deixar um minuto da minha vida livre. Acredito que não se deve parar nunca. É sempre preciso caminhar, olhando para a frente, deixando o passado no seu devido lugar e construindo o futuro. Sou próspera porque tenho força, sou grande porque minha postura é reta e não baixo a cabeça. Serei sempre como estas mulheres muito elegantes que se empinam e acreditam na própria beleza.

Às vezes, a família esconde o filho portador de necessidades especiais, diferente, tentando evitar a discriminação e o preconceito. É muito duro enfrentar a incompreensão, mas a fuga não é o caminho certo. Pode ser que a incompreensão venha de dentro da própria família, quando esta quer ocultar o que foge aos padrões idealizados pela sociedade. Por isso eu digo e repito a quem tem filhos como o meu ou com outras dificuldades: vamos olhar de frente quem nos olha de lado e mostrar que todos os seres humanos têm direito de usufruir as coisas boas desse mundo.

Dalva Tabachi nasceu em 1948, no Rio de Janeiro, onde vive com o marido e os quatro filhos. É comerciante na área de moda, pintora amadora, nadadora máster do Flamengo e escreveu seu primeiro livro baseando-se nas anotações e observações sobre a trajetória do filho Ricardo.

Impressão e Acabamento:
EDITORA JPA LTDA.